「おうち薬膳」のすすめ

風邪をひいた時にしょうが湯を飲んだり、のどが痛い時にきんかんのはちみつ漬けを食べたり。そんな経験はありませんか？ しょうがには熱を発散して解熱する働きが、きんかんにはのどの炎症をとって、せきを抑える働きがあります。体調を整えるために食材を選ぶ。こうした古くから受け継がれてきた習慣には、薬膳の知恵が生きています。

本来、薬と食べ物は同じもので、すべての食材には固有の薬効があり、からだの中に入ってさまざまな働きをします。ひとつひとつの食材の働きを理解して、季節や地域、自分の体質や体調に合わせて取り入れていく。そうしてからだを整えていくのが「薬膳」です。何も特別な食材や、漢方薬の生薬を使った料理だけが薬膳というわけではありません。近所のスーパーで売っている身近な食材や調味料が薬となり、血や生命エネルギーである「気」を作り出すのです。そうして毎日の食事で自分の体をからだを整えていく、それが「おうち薬膳」です。普段着のおうちごはんだからこそ、毎日続けられるのもメリットです。

薬膳は、中国の「陰陽五行論」の考え方をベースとしています。陰陽とは、"天と地"、"月と太陽"のように、自然界を構成する相反する力を指します。陰は静かで冷たく、下向きのエネルギーを、陽は温かく、活発な上向きのエネルギーを示します。

自然界はすべてこの陰陽2つの側面で成り立つ、というのが「陰陽論」です。陰と陽は固定的なものではなく、一方のエネルギーが強まればもう一方が弱まるというように、常に変化しながらバランスをとっています。もしこのバランスが極端に崩れると、自然界では異常気象が起き、私たちのからだでは病気が発生することになります。

もうひとつの「五行論」は、自然界のすべてのものは木＝植物、火＝熱、土＝土壌、金＝鉱物、水＝液体の5つによって構成されるという概念。宇宙のすべてのものが五行に分類され、「行」は巡るという意味で、5つの要素が循環することで宇宙の万物が生じ、変化すると考えます。

陰陽五行論は「陰陽論」と「五行論」が結びついたもので、現在も薬膳や漢方治療の原則となっています。

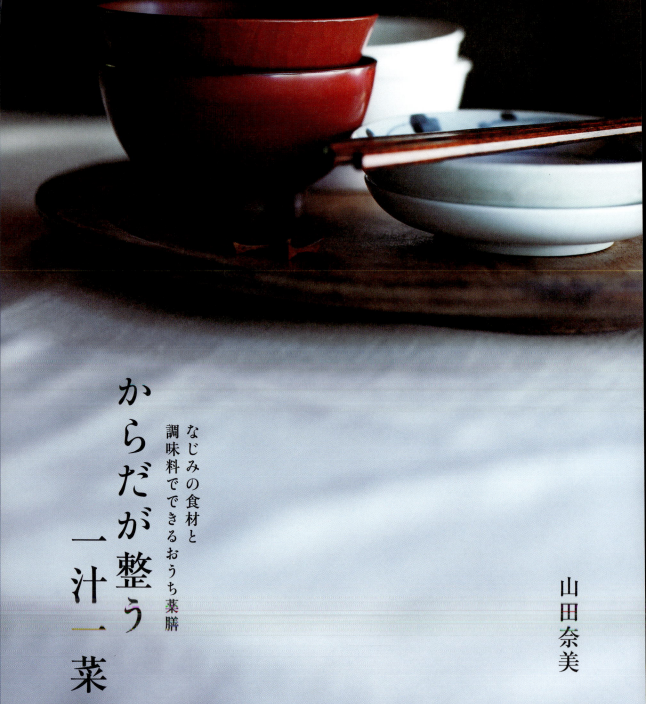

からだが整う一汁一菜

なじみの食材と調味料でできるおうち薬膳

山田奈美

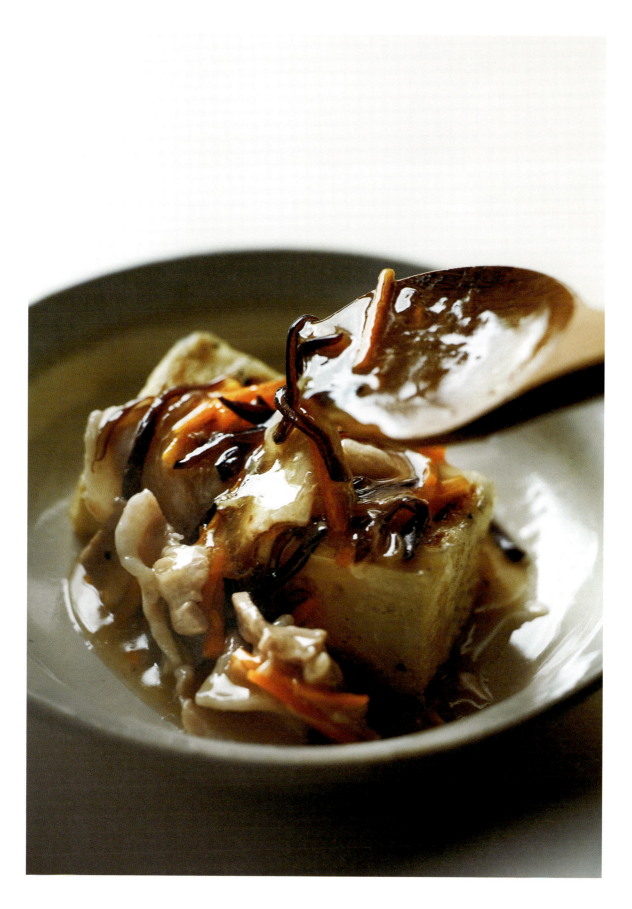

五味・五臓について

薬膳では、食物は酸味・苦味・甘味・辛味・鹹味の五味に分類され、それぞれ固有の働きがあります。

五味はそれぞれ関連する五臓に働きかけるため、五臓を健やかに保つには、五味をバランスよくとることが大切です。

酸味・肝

【働き】
肝臓や胆のうの働きを整える。筋肉を引きしめたり、体内からの過剰な水分の発散を抑える収斂作用があり、寝汗、下痢、頻尿、慢性のせきを止める効能がある。

【注意点】
とりすぎると胃の働きを抑え、不足すると筋肉がかたくなり、アレルギー性疾患などを招きやすい。

苦味・心

【働き】
心臓の働きを助ける。熱を冷ます、炎症を抑える、血を止める、痛みを鎮める、湿りを乾かす、体内の不要なものを排泄する作用がある。

【注意点】
とりすぎると肺・大腸の働きを抑え、不足すると動悸や息切れなど、心臓に負担のかかる症状が出やすい。

甘味・脾

【働き】
胃などの消化器の働きを整える。からだを滋養し、緊張をゆるめ、味を中和し、疲れを癒すなどの作用があり、慢性疲労、虚弱、痛みなどに効果があるとされる。

【注意点】
とりすぎると腎・膀胱の働きを抑えて、むくみやすくなる。日頃よく口にする食物が多いため、不足することはない。

辛味・肺

【働き】
肺や大腸の働きを助ける。からだを温め、気血の循環をよくし、滞っているものを発散させる作用があり、風邪や冷え、瘀血（血の流れの滞り）などに効果がある。

【注意点】
とりすぎると肝の働きを抑える。不足すると便秘やアレルギー性鼻炎、皮膚炎、花粉症などにかかりやすくなる。

鹹味・腎

【働き】
塩辛い味で、腎、膀胱系に作用する。からだの水分代謝を整え、かたいものをやわらかくして塊をほぐす作用があり、便秘やしこりなどによい。

【注意点】
とりすぎると心の働きを抑えて、血液循環が悪くなる。不足すると排尿困難、便秘、高血圧、むくみ、判断力低下などの原因に。

自然界のすべてが五行に分類されるように、薬膳では食物も5つの味に分類されます。これが「五味」です。五味は、体内に入るとそれぞれ決まった臓腑に働きかけます。

たとえば酸味をとると、肝臓や胆のうに働きかけます。苦味は心臓・小腸、甘味は脾臓や胃、辛味は肺・大腸、鹹味は腎・膀胱を補います。

このように私たちのからだは、食物の五味によって養われ、ひとつの味が不足しすぎたりすると、五臓五腑の働きが悪くなるのです。

4

〈食物の五性について〉

食物には、からだを温めたり冷やしたりする性質もあります。これを「五性」といい、温・熱・平・寒・涼の5段階で表します。

温・熱・平・寒・涼の5段階で表します。たとえば寒い季節だったり、冷え性の人は、にらやしょうがなどの温・熱性の食物を意識してとることで、冷えを改善。からだの不調をやわらげ、健康を維持するためには、五性のバランスをとることが大切です。

温・熱性の食材

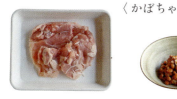

〈かぼちゃ〉
〈鶏肉〉　〈納豆〉

からだを温める性質の食材で、止痛や新陳代謝を促進する作用がある。牛肉、羊肉、あじ、いわし、えび、かつお、鮭、さば、鯛、ぶり、ししとう（甘長唐辛子）、しそ、しょうが、玉ねぎ、長ねぎ、にら、にんじん、にんにく、もち米、栗、みかん、りんごなど

寒・涼性の食材

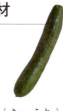
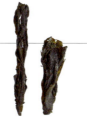

〈豆腐〉　〈きゅうり〉　〈わかめ〉

からだを冷やす性質の食材で、体内の余分な熱をとり、鎮静、解毒、消炎作用がある。あさり、かに、しじみ、たこ、じゃがいも、キャベツ、ごぼう、大根、たけのこ、冬瓜（とうがん）、トマト、なす、白菜、ほうれんそう、昆布、ひじき、大麦、小麦、緑豆、豆乳、いちご、柿、すいか、なし、レモンなど

平性の食材

〈卵〉　〈大豆〉　〈しいたけ〉

寒熱のどちらにもかたよらない、穏やかな性質。日常よく食べる食品は、たいてい平性に属す。豚肉、いか、かれい、さんま、さつまいも、里いも、春菊、そら豆、とうもろこし、れんこん、きくらげ、うるち米、小豆、黒豆、ごま、いちじく、梅など

〈からだの構成要素〉

私たちのからだは、「気」「血」「水」で構成されています。この3つが過不足なく体内に充実し、滞りなく流れることで、心身の健康が保たれるとされています。

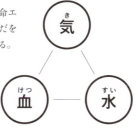

【エネルギーとなるもの】
私たちの生命活動の原動力となる生命エネルギー。全身をくまなく巡り、からだを温めたり、病気から身を守る働きがある。

【栄養を運ぶもの】
血液とほぼ同じものを指し、飲食物から作られ、栄養を全身のすみずみまで運び、潤し、滋養するもの。血によって五臓五腑が円滑に働き、皮膚や髪、粘膜は潤う。

【全身を潤したり、体温を調節するもの】
血液以外の汗やリンパ液、涙など、人体に必要な水分のこと。血と同じく飲食物から作られ、全身に潤いを与える。体温を調節し、余分な水分は汗や尿として排泄する。

薬膳 × 発酵 のよいところ

毎日の食事でからだを整えていける、薬膳。消化吸収を助けてくれる、発酵食品。薬膳と発酵を組み合わせることで、食物の薬効を効率よく取り入れられるのがメリットです。

薬膳

からだを温めたり、余分な水分を排出したり、血の巡りをよくしたり…。すべての食材には固有の薬効があり、からだの中に入ってさまざまな働きをします。

こうした食材の働きを理解して、普段の食事でおいしく食べながら、無理なくからだを整えていけるのが薬膳のすばらしいところです。特殊な食材や漢方薬などを使う必要はありません。

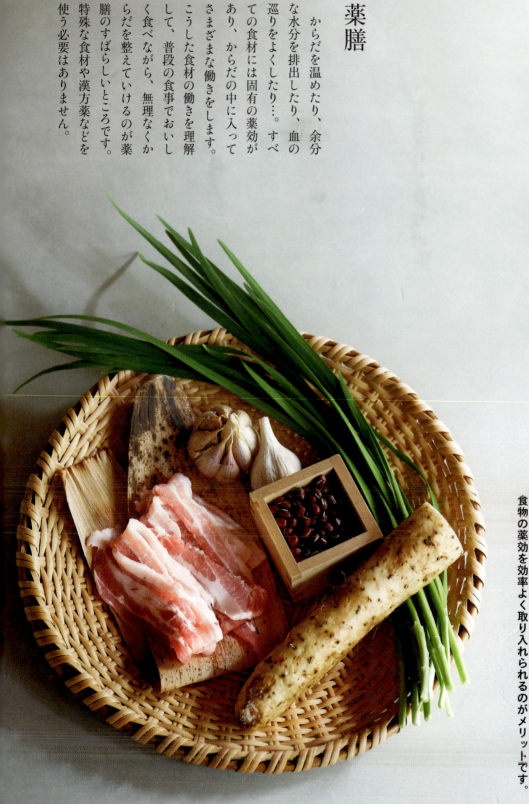

発酵

発酵食品がすぐれているのは、食物のでんぷんやたんぱく質を分解して、消化吸収しやすい形に変えてくれるところ。つまり同じものを口にしても、からだに負担をかけることなく、効率よく摂取できるわけです。また、発酵することで香りや甘み、うまみが増し、栄養価や保存性も高まります。特にみそやしょうゆなどの発酵調味料なら、意識しなくても普段の食事で、発酵食品のメリットを取り入れられます。

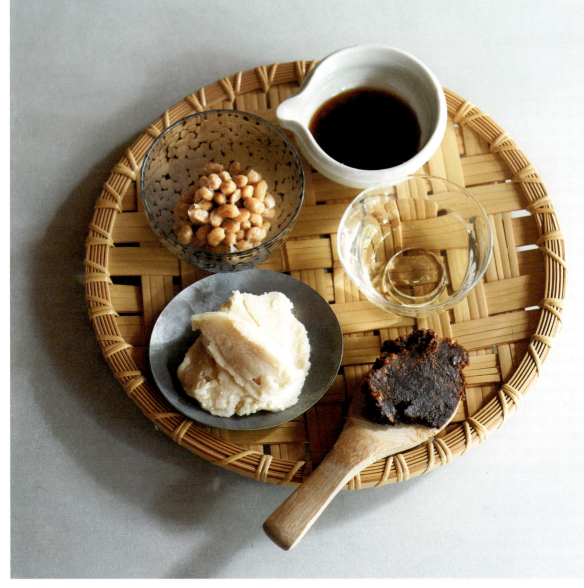

もくじ

2 「おうち薬膳」のすすめ
4 五味・五臓について〈食物の五性について／からだの構成要素〉
6 薬膳×発酵のよいところ

1 疲れ にまつわる不調 〈おすすめの食材〉

12 豚肉とかぼちゃの重ね蒸し＋いんげんと春雨のスープ
14 鮭ときのこの梅だれフライパン蒸し＋かぼちゃのごまみそ汁
16 えびとさつまいものココナッツカレー＋甘長唐辛子のサブジ
18 いわしと大豆の香草グリル＋アスパラとじゃがいものポタージュ
20 豚肉とじゃがいもの甘辛煮＋ほうれんそうと桜えびのかき玉スープ
22 鶏肉飯（ジーローファン）＋長いもとしょうがのスープ
24 ぶりと長ねぎの黒酢炒め＋もやしとにらの辛みスープ
26 さばと長いもの梅南蛮漬け＋厚揚げとしいたけののりスープ
28 〈疲れの不調にきく副菜〉じゃがいものシャキシャキサラダ／えびと枝豆のつまみ揚げ／アボカドとバジルのマリネ／まぐろのしょうが山かけ

2 胃腸 の不調 〈おすすめの食材〉

32 豚肉とキャベツのサンドステーキ＋わかめオニオンスープ
34 肉団子と白菜の春雨スープ＋カリフラワーのペペロンマリネ
36 辛くない白スンドゥブチゲ＋かぶのグリル レモン風味
38 鶏肉と長いも、れんこんの白煮＋レタスと油揚げのきなこみそ汁
40 鮭とブロッコリーの塩麹あんかけ＋せん切りにんじんとキャベツのスープ
42 さんまのソテー レモンバターソース＋トマトと押し麦のスープ
44 ぶりのみぞれ鍋＋ブロッコリーとツナのナムル
46 牛肉麺＋白菜の即席松前漬け
48 〈胃腸の不調にきく副菜〉小松菜としらすのおろしあえ／プチトマトのキムチ／オクラと長いものねばねばあえ／さつまいものアンチョビポテサラ

3 女性ならではの不調 〈おすすめの食材〉

52 鶏肉としめじの花椒(ホアジャオ)炒め+にんじんとセロリの洋風粕汁

54 かつおの梅漬け丼+納豆とにらのみそ汁

56 牛肉とピーマンのアーモンドしょうゆ炒め+きくらげと青梗菜(チンゲンサイ)の落とし卵スープ

58 えびと玉ねぎの甘酢炒め+ほうれんそうのしょうが風味スープ

60 たらの韓国風甘辛煮+枝豆と玉ねぎのコロコロスープ

62 いかのグリル パセリソース+黒豆と黒ごまのポタージュ

64 〈女性の不調にきく副菜〉れんこんのスパイス炒め/なすの甘辛揚げ ひじきの梅煮/かきオムレツ

80 〈美容の不調にきく副菜〉にらおやき/桜えびとみつばのあえもの 即席ザワークラウト/鶏むねとかぶの梅肉あえ

4 肌・美容に関する不調 〈おすすめの食材〉

68 豆腐の3色あんかけ+山いも団子汁

70 いわしとプルーンの黒酢煮+とうもろこしと玉ねぎのスープ

72 さばとさつまいものスパイス春巻き+なすと甘長唐辛子のエスニックスープ

74 鮭にらごはん+根菜のごまみそ汁

76 あさりとあおさのピリ辛あえ麺+冬瓜(とうがん)と梅干しのスープ

78 豚肉と栗のうま煮+ごぼうの豆乳みそスープ

5 気持ちの不調 〈おすすめの食材〉

84 鶏肉のレモン照り焼き+セロリと切り干し大根のスープ

86 鮭とパプリカの柑橘(かんきつ)マリネ+しじみの豆乳チャウダー

88 かじきの台湾風+大根とゆずのスープ

90 かきのソテー かぶおろし+豚ひきと青梗菜(チンゲンサイ)のみそスープ

92 〈気持ちの不調にきく副菜〉ピーマンの香味サラダ/みょうがのスパイス甘酢 甘長唐辛子とじゃこの中華炒め/あさりとセロリのからしあえ

94 コラム うちの発酵調味料

〈この本での約束ごと〉

・1カップは200ml、大さじ1は15ml、小さじ1は5mlです。

・「ひとつまみ」とは、指3本で軽くつまんだ量のことです。

・塩は精製されていないもの、こしょうは粗びき黒こしょう、炒め油は圧搾絞りの米油を使っています。

・だし汁は、特に指定のないものは、昆布とかつお節でとったものを使っています。

・基本的に野菜の皮は、よく洗ってむかずに使用しています。

・献立ページの症状名は、主なものを挙げています。

1 疲れにまつわる不調

だるい／疲れやすい／元気がない／風邪をひきやすい
肩こり／頭痛／せき・たん
目の疲れ・かすみ／冷え／食欲不振

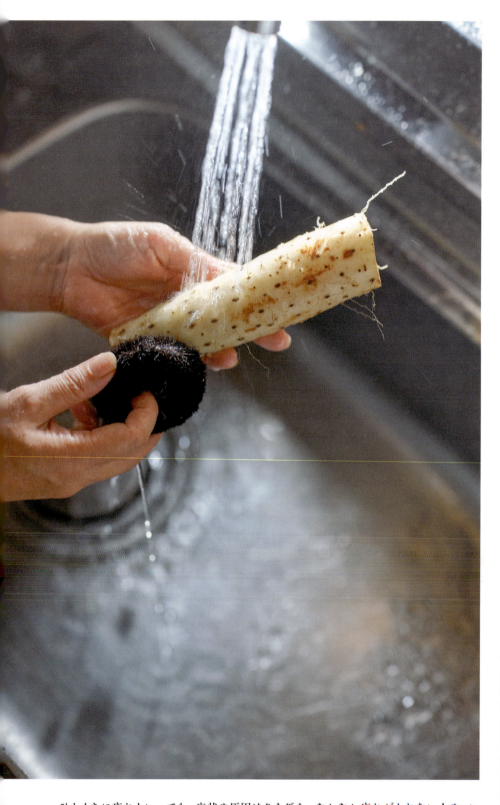

ひとくちに疲れといっても、症状や原因はさまざま。なかなか疲れがとれない人や、いつもだるい人、風邪をひきやすく治りにくい人は、生命エネルギーである「気」が不足している可能性があります。左ページの豚肉など、気を補う食材を意識してとるようにしましょう。慢性的な肩こりや頭痛のある人は、「血」の巡りが悪くなっているか、余分な「水」が滞っているかのどちらかの可能性があります。せきやたんも余分な水分を排出しようとする反応なので、いずれの場合も血と水を巡らせることが必要です。

〈おすすめの食材〉

だるい／疲れやすい／風邪をひきやすい

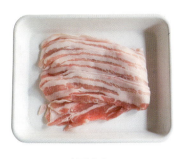

〈豚肉〉　〈山いも（長いも）〉　〈にんにく〉

牛肉、**鶏肉**、羊肉、穴子、**いわし**、うなぎ、**えび**、**かつお**、**鮭**、**さば**、白魚、たこ、たら、飛魚、ひらめ、**ぶり**、**まぐろ**、**さつまいも**、**じゃがいも**、八頭（里いも）、あさつき、**アボカド**、エシャロット、**枝豆**、**かぼちゃ**、ぎんなん、**グリーンアスパラ**、グリーンピース、**さやいんげん**、さやえんどう、そら豆、とうもろこし、みつば、**しいたけ**、まいたけ、米、玄米、**もち米**、**大豆**、**ココナッツ**、さくらんぼ、ぶどう、桃、甘酒、酒粕など

せき・たん

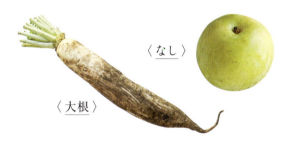

〈なし〉　〈大根〉

あさり、里いも、かぶ、春菊、**しょうが**、たけのこ、玉ねぎ、**にんにく**、ふき、えのきたけ、マッシュルーム、あおさ、昆布、のり、もずく、わかめ、豆乳、アーモンド、栗、落花生、いちじく、**梅**、金柑、ゆず、りんご、**レモン**、はちみつなど

目の疲れ・かすみ

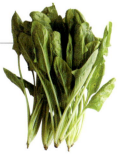

〈ほうれんそう〉

レバー、**いわし**、ゴーヤ、**ししとう**（甘長唐辛子）、春菊、**にんじん**、**昆布**、**黒米**、クコの実、ブルーベリーなど

※太字はこのあとのページの料理で使用している食材、下線はよりおすすめの食材です

肩こり／頭痛

〈納豆〉

〈あずき〉　〈玉ねぎ〉

【血の流れをよくするもの】
牛肉、**いわし**、**鮭**、**さば**、さんま、オクラ、**ししとう**（甘長唐辛子）、青梗菜（チンゲンサイ）、つるむらさき、なす、菜の花、**にら**、**パセリ**、みょうが、レタス、**黒豆**、プルーン、桃、甘酒、**酢**、酒粕など

【余分な水分をからだの外に出すもの】
あさり、すずき、鯛、はまぐり、きゅうり、**グリーンアスパラ**、グリーンピース、クレソン、**さやいんげん**、さやえんどう、せり、冬瓜（とうがん）、とうもろこし、なす、白菜、**パクチー**、あおさ、**昆布**、**のり**、わかめ、大麦（押し麦）、黒豆、**緑豆**（春雨）、落花生、すいか、すもも、烏龍茶、紅茶、コーヒーなど

豚肉とかぼちゃの重ね蒸し
いんげんと春雨のスープ

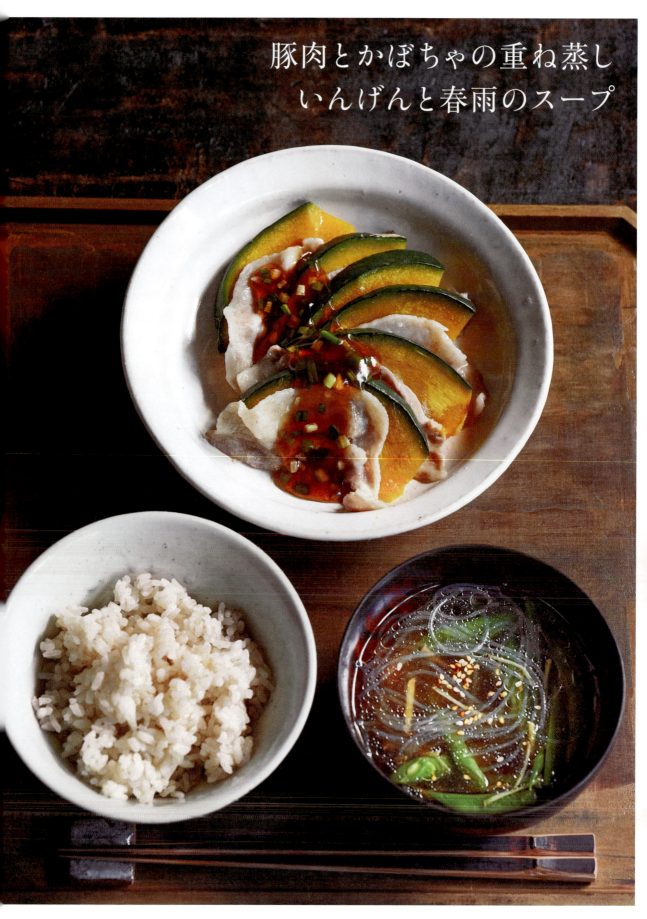

① 疲れにまつわる不調

だるい／疲れやすい／元気がない／肩こり／頭痛／せき・たん

豚肉とかぼちゃの重ね蒸し

豚肉もかぼちゃも「気」を補って、疲れやだるさを解消。黒酢入りの甘酢だれが美味。

材料（2人分）
豚バラ薄切り肉（長さを半分に切る）… 6枚（120g）
かぼちゃ（種とワタを除き、5mm幅のくし形切り）… 約⅙個（250g）
A ┃ 塩 … 少々
　┃ 酒 … 大さじ1
B ┃ 黒酢 … 大さじ1½
　┃ しょうゆ、酒、みりん、水 … 各大さじ1
　┃ 片栗粉 … 小さじ2
　┃ にんにく（みじん切り）… 1かけ
　┃ 万能ねぎ（小口切り）… 1本
炒め油 … 大さじ1

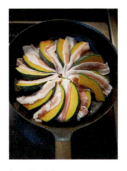

【ポイント】
かぼちゃと豚肉は、少しずらしながら1切れずつ交互に並べる。これで、肉のうまみがかぼちゃにしっかりうつっておいしくなる。

作り方
1. フライパンに油を入れ、かぼちゃ、豚肉（広げて）を少しずらしながら交互に並べ、全体にAをふり、ふたをして中火にかける。ふつふつしたら弱火にし、7〜8分蒸し煮にする。
2. 小鍋にBを入れて混ぜながら中火にかけ、軽くとろみがついたら、器に盛った1にかける。

いんげんと春雨のスープ

いんげんと春雨は、むくみや頭痛、肩こりの一因となる余分な「水」を排出します。

材料（2人分）
さやいんげん（ヘタを除く）… 5本
しょうが（せん切り）… ½かけ
春雨（乾燥・さっと水にくぐらせ、
　キッチンばさみで食べやすく切る）… 10g
だし汁 … 1½カップ
A ┃ しょうゆ … 小さじ1
　┃ 塩、こしょう … 各少々
炒め油 … 大さじ1
白いりごま … 適量

作り方
1. いんげんは塩ゆでし、4cm幅の斜め切りにする。
2. 鍋に油を熱し、1、しょうがを中火で炒め、香りが出たらだし汁を加えてふたをし、煮立ったら春雨を加えて弱火で2分煮る。Aで味つけし、器に盛っていりごまをふる。
＊胚芽米ごはんを添える

鮭ときのこの梅だれフライパン蒸し
かぼちゃのごまみそ汁

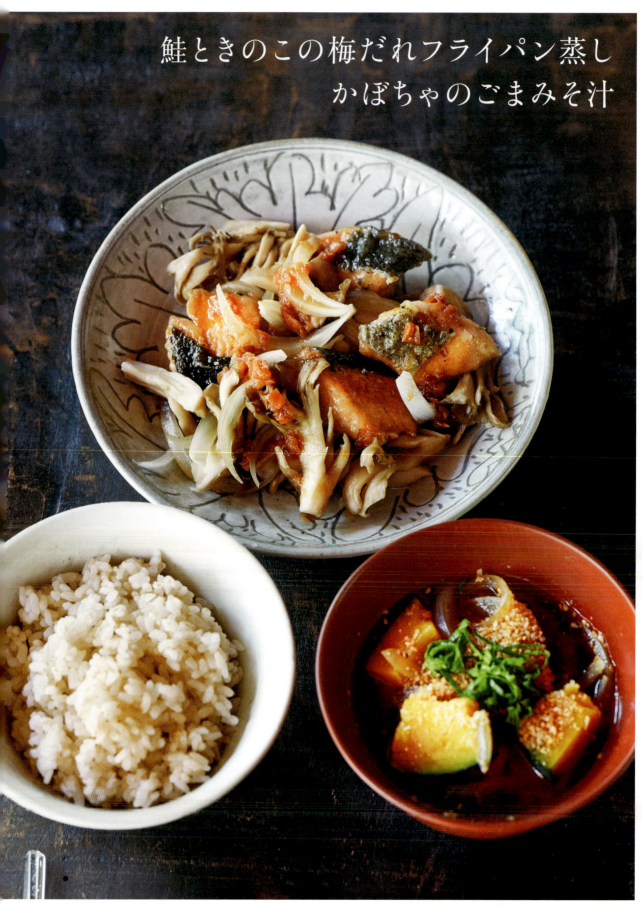

① 疲れにまつわる不調
だるい／疲れやすい／元気がない／肩こり／頭痛

鮭ときのこの梅だれフライパン蒸し

鮭は「気」と「血」を補い、巡りもよくする食材。梅だれの酸味が、脂がのった鮭と好相性。

材料（2人分）
生鮭の切り身（5cm幅に切る）…2枚（200g）
| 塩、こしょう…各少々
| 片栗粉…適量
まいたけ（ほぐす）…1パック（100g）
エリンギ（長さを半分に切り、手でさく）…大1本
玉ねぎ（5mm幅のくし形切り）…½個
A | 酒…大さじ1
  | 水…大さじ2
炒め油…大さじ1
B | 梅干し（種を除き、たたく）…1個
  | しょうゆ、みりん（煮きったもの・右参照）…各大さじ1½
  | 酢…小さじ1

作り方
1. 鮭は塩、こしょうをふって10分おき、水けをふいて片栗粉を薄くまぶす。油を熱したフライパンの中火で皮目から焼き、こんがりしたら裏返して脇にきのこ、玉ねぎを加え、Aを回しかけてふたをする。
2. ふつふつしたら弱火にして7〜8分蒸し煮にし、器に盛って混ぜたBをかける。

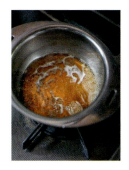

【ポイント】
みりんを加熱せずにたれなどに使う場合、アルコール分をとばす（＝煮きる）。鍋にみりん½カップを入れ、煮立ってから1分ほど加熱すればOK。日持ちは冷蔵室で約1か月。

かぼちゃのごまみそ汁

疲労回復・胃腸補強に働くかぼちゃ。お腹を温めるみそ、便通によいごまで腸活を。

材料（2人分）
かぼちゃ（種とワタを除き、2cm角に切る）
　…100g
玉ねぎ（薄切り）…¼個
だし汁…1½カップ
みそ…大さじ1
白いりごま（ねっとりするまですり鉢でする）
　…大さじ1
青じそ（せん切り）…2枚

作り方
1. 鍋にだし汁、かぼちゃ、玉ねぎを入れ、ふたをして火にかけ、煮立ったら弱火でかぼちゃに火が通るまで5〜6分煮る。
2. みそを溶き入れ、ごま（少し残す）を加えて混ぜ、煮立つ直前に火を止める。器に盛り、残りのごま、青じそをのせる。
   ＊胚芽米ごはんを添える

えびとさつまいものココナッツカレー
甘長唐辛子のサブジ

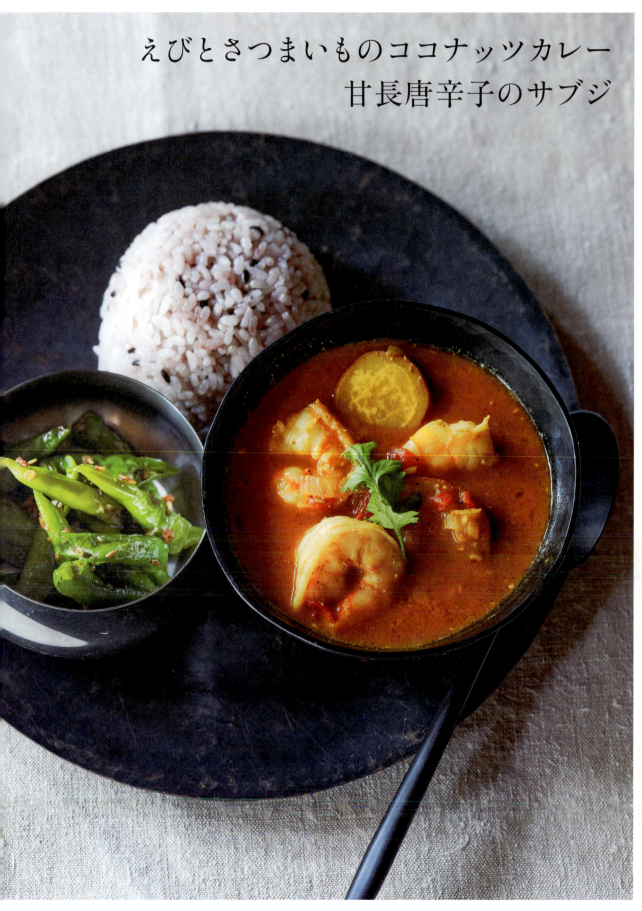

① 疲れにまつわる不調

だるい／疲れやすい／元気がない／肩こり／頭痛／せき・たん／目の疲れ

えびとさつまいものココナッツカレー

胃腸を活性化し、活力を生み出すひと皿。ココナッツのやさしい味わいが魅力です。

材料（2人分）

殻つきえび
（ブラックタイガーなど・殻をむいて
尾と背ワタを除き、塩、酒をふる）
… 8尾（150g）
塩、酒 … 各少々
さつまいも（1cm幅の輪切り）
… 小1本（150g）
玉ねぎ（みじん切り）… 1個
A｜にんにく、しょうが（ともにみじん切り）
　　… 各1かけ
　｜カレー粉 … 大さじ1
クミンシード … 小さじ1

ホールトマト缶 … ¼缶（100g）
B｜ココナッツミルク … 150g
　｜水 … ½カップ
ナンプラー … 大さじ1
炒め油 … 大さじ1
塩、パクチーの葉（あれば）… 各適量

作り方

1. 鍋に油、クミンを入れて中火にかけ、香りが出たら玉ねぎに塩少々をふって色づくまで炒める。さつまいもを加え、油が回ったらAを加え、なじむまで炒める。
2. トマト缶を加えてつぶしながら1〜2分炒め、Bを加えてふたをし、煮立ったら弱火で15分煮る。
3. えびを加えて3分煮、ナンプラー、塩で味を調える。器に盛り、パクチーをのせる。

甘長唐辛子のサブジ

ししとうは血行改善、目の疲れ・かすみに効果的。スパイスでからだも温まります。

材料（2人分）

甘長唐辛子（またはししとう・ヘタを除き、
斜め半分に切る）… 10本
にんにく（みじん切り）… 1かけ
クミンシード … 小さじ½

A｜しょうゆ … 小さじ½
　｜塩 … 小さじ⅓
炒め油 … 小さじ2

作り方

1. フライパンに油、クミンを入れて中火にかけ、香りが出たら甘長唐辛子、にんにくを加えて焼き色がつくまで炒める。
2. Aを加えてさっと混ぜ、ふたをして弱火で1〜2分蒸し煮にする。
＊黒米入りごはんを添える

いわしと大豆の香草グリル
アスパラとじゃがいものポタージュ

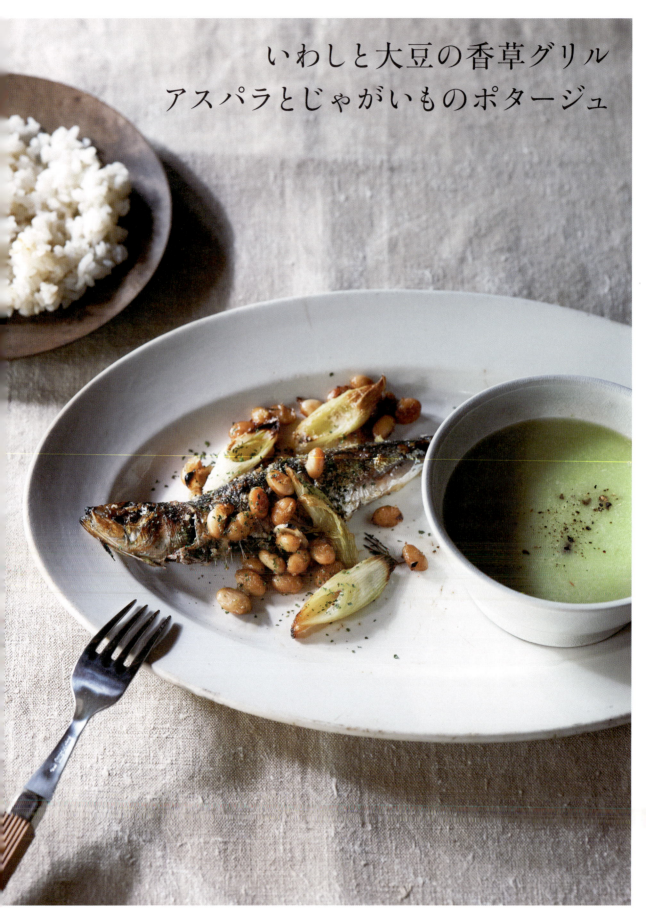

① 疲れにまつわる不調

だるい／疲れやすい／元気がない／肩こり／頭痛／せき・たん／目の疲れ

いわしと大豆の香草グリル

疲労回復＆血行をよくするひと皿。「血」の鬱滞（うったい）による頭痛、肩こり、疲れ目にも。

材料（2人分）

| いわし … 2尾（140g）
| 塩麹 … 大さじ1（または塩小さじ⅓）
ゆで大豆（汁けをきる）… ½カップ（100g）
長ねぎ（斜め1cm幅に切る）… 1本
A | にんにく（薄切り）… 1かけ
  | タイム（生・葉をしごく）… 2枝
  | 塩、こしょう … 各少々
  | パン粉 … 大さじ1
オリーブ油 … 大さじ1
ドライパセリ … 適量

作り方

1. いわしはワタを除き、よく洗って水けをふき、塩麹をからめて10分おく。
2. 耐熱皿にオリーブ油小さじ2（分量外）を塗り、1を並べ、すきまに大豆、長ねぎを加えてAを順にのせ、オリーブ油を回しかける。
3. 魚焼きグリルでアルミホイルをかけて8分、ホイルをとってこんがりするまで3分焼き、器に盛ってパセリをふる。

＊230℃に温めたオーブンで約15分焼いてもいい

アスパラとじゃがいものポタージュ

疲れを解消、余分な「水」を排出する一品。水の停滞による肩こりや頭痛、せきにも。

材料（2人分）

グリーンアスパラ（根元を除き、1cm幅に切る）… 4本
じゃがいも（皮をむき、薄切り）… 小1個（60g）
玉ねぎ（横に薄切り）… ¼個
A | 玉ねぎ麹（または塩麹）… 小さじ2
  | 水 … 1½カップ
炒め油 … 大さじ1
塩、こしょう … 各適量

作り方

1. 鍋に油を熱し、アスパラ、じゃがいも、玉ねぎに塩少々をふって中火で炒め、油が回ったらAを加えてふたをし、煮立ったら弱火で10分煮る。
2. 粗熱がとれたらミキサーにかけ、鍋に戻して温め、塩で味を調える。器に盛り、こしょうをふる。

＊胚芽米ごはんを添える

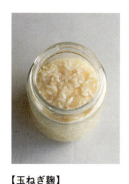

【玉ねぎ麹】
米麹と塩、玉ねぎで作る玉ねぎ麹は、固形スープの素のかわりに使える。肉や野菜の炒めものやスープに加えると、洋風の味に。作り方はp95参照。

豚肉とじゃがいもの甘辛煮
ほうれんそうと桜えびのかき玉スープ

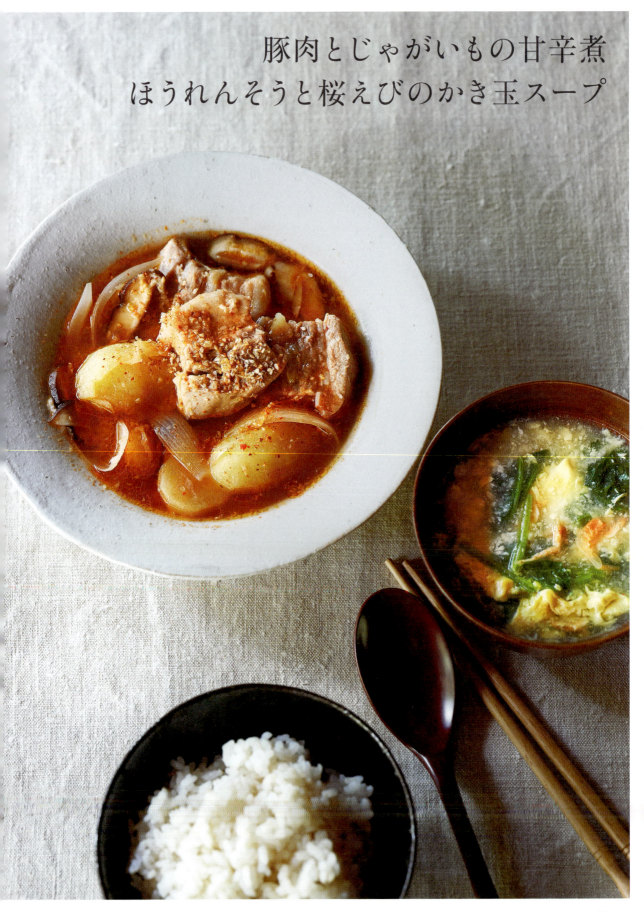

① 疲れにまつわる不調

だるい／疲れやすい／元気がない／目の疲れ

豚肉とじゃがいもの甘辛煮

胃腸を元気にし、「気」を作り出す豚肉とじゃがいも。韓国料理のカムジャタン風。

材料（2人分）
- 豚バラかたまり肉（2cm幅に切る）… 300g
- しょうゆ麹 … 大さじ1＊1
- じゃがいも（縦4等分に切る）… 2個（200g）
- 玉ねぎ（8等分のくし形切り）… 1個
- 生しいたけ（かさは薄切り、軸は手でさく）… 2枚
- A にんにく（薄切り）、しょうが（せん切り）… 各1かけ
  - 黒酢（または酢）、酒 … 各大さじ1
  - 水 … 1カップ
- コチュジャン … 大さじ1
- 塩、白すりごま、一味唐辛子 … 各適量

＊1　またはしょうゆ、酒 … 各大さじ½

作り方
1. 鍋に豚肉を入れ、しょうゆ麹をからめて15分おく。じゃがいも、玉ねぎ、Aを加えて火にかけ、煮立ったらアクをとり、ふたをして弱火で40分煮る。
2. しいたけ、コチュジャンを加え、弱火で3分煮、塩で味を調える。器に盛り、すりごま、一味をふる。

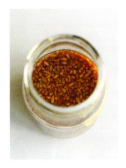

【しょうゆ麹】
しょうゆと米麹を合わせた発酵調味料で、強いうまみを持つのが特徴。しょうゆがわりに、肉や魚の下味や炒めものの味つけにも。作り方はp95参照。

ほうれんそうと桜えびのかき玉スープ

「血」を補い、体力回復や目の疲れにきく、ほうれんそうと卵。桜えび入りの中華風。

材料（2人分）
- ほうれんそう … 小¼束（50g）
- 桜えび（乾燥）… 大さじ1
- 卵 … 1個
- だし汁（煮干し）… 1½カップ ＊1
- A 酢 … 小さじ1
  - しょうゆ … 小さじ½
  - 塩 … 少々
- 片栗粉 … 大さじ1

＊1　水1ℓに煮干し10本を入れ、ひと晩おく

作り方
1. ほうれんそうは塩ゆでし、水にさらして水けをしっかり絞り、4cm幅に切る。
2. 鍋にだし汁を入れ、ふたをして火にかけ、煮立ったらAで味つけし、桜えびを加えてひと煮立ちさせる。倍量の水で溶いた片栗粉を加えて軽くとろみをつけ、1を加えて再び煮立ったら溶いた卵を回し入れ、ひと混ぜする。

＊胚芽米ごはんを添える

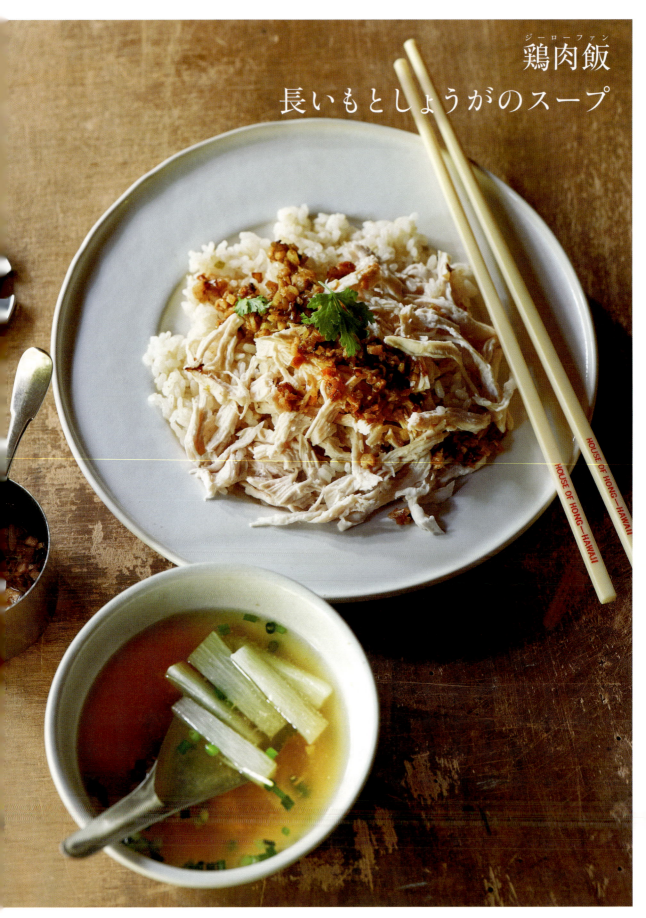

鶏肉飯
ジーローファン

長いもとしょうがのスープ

① 疲れにまつわる不調

だるい／疲れやすい／元気がない／せき・たん／冷え

鶏肉飯（ジーローファン）

大好きな台湾の定番の味を再現。鶏肉はからだを温めて食欲を増し、元気にさせます。

材料（2人分）

鶏むね肉（塩麹をからめ、20分以上おく）
　… 小1枚（200g）
塩麹 … 大さじ1（または塩小さじ⅓）
A｜長ねぎの青い部分 … 1本分
　｜しょうが … 薄切り4枚
　｜水 … 2½カップ
長ねぎ（小口切り）… 1本
にんにく（みじん切り）… 1かけ

しょうが（みじん切り）… ½かけ
B｜しょうゆ、みりん … 各小さじ2
　｜塩 … ひとつまみ
　｜五香粉（ウーシャンフェン）（あれば）… 小さじ⅓
炒め油 … 大さじ1
胚芽米ごはん … 茶碗2杯分
パクチーの葉（あれば）… 適量

作り方

1. 鍋にAを入れて火にかけ、煮立ったら鶏肉を加え、再び煮立ったらふたをして弱火で2分ゆで、火を止めて30分おく。粗熱がとれたら皮を除いてフォークで細かくさき、ゆで汁に戻す。鶏皮はみじん切りにする。
2. フライパンに油を熱し、1の鶏皮、長ねぎを中火で色づくまで炒め、にんにく、しょうがを加えて香りが出るまで炒め、B、1のゆで汁大さじ2を加えてひと煮立ちさせる。
3. 器にごはんを盛り、1の鶏肉をのせ（ゆで汁は下のスープで使うので残す）、2のたれをかけてパクチーをのせる。

　　*多めの油でカリッと焼いた目玉焼きや、たくあんを添えても

長いもとしょうがのスープ

長いもの疲労回復効果で、力がわき出るスープ。ゆで鶏のだしをムダなく活用して。

材料（2人分）

長いも（皮をむき、7mm角の棒状に切る）
　… 5cm（50g）
しょうが（せん切り）… ½かけ
A｜鶏肉のゆで汁（上参照）
　｜　… 1½カップ *1
　｜酒 … 大さじ1

B｜しょうゆ … 大さじ½
　｜塩 … ひとつまみ
万能ねぎ（小口切り）… 1本

*1 足りなければ水を加える

作り方

1. 鍋にA、長いも、しょうがを入れ、ふたをして火にかけ、煮立ったらBで味つけする。器に盛り、万能ねぎを散らす。

ぶりと長ねぎの黒酢炒め
もやしとにらの辛みスープ

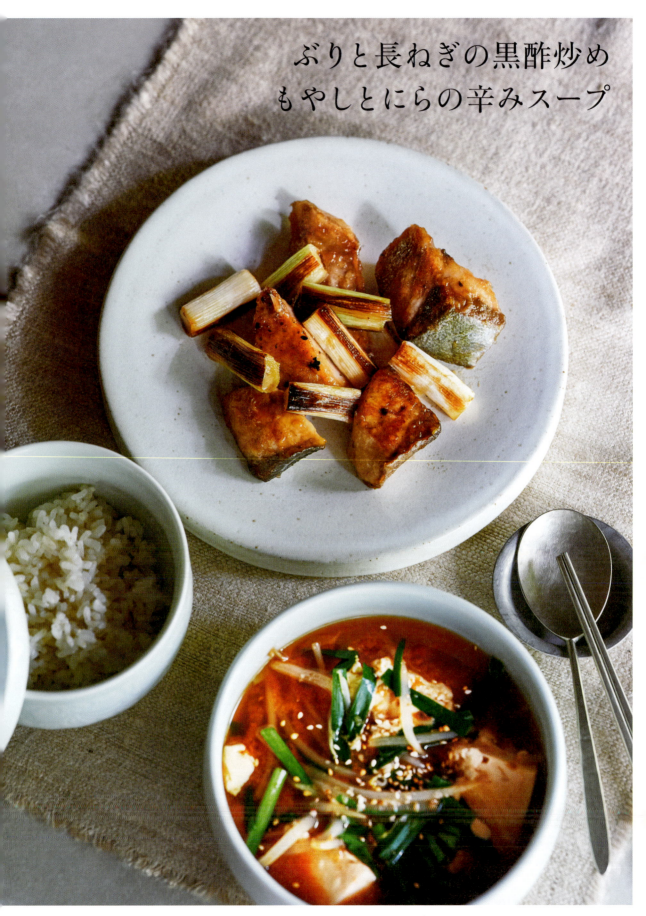

① 疲れにまつわる不調

だるい／疲れやすい／元気がない／肩こり／頭痛／せき・たん／冷え

ぶりと長ねぎの黒酢炒め

ぶりは「気」と「血」を補い、消化器の働きも活性化。黒酢でさっぱりとした味わいに。

材料（2人分）
ぶりの切り身（5cm幅に切る）… 2枚（250g）
　塩、こしょう … 各少々
　片栗粉 … 適量
長ねぎ（4cm幅に切る）… 1本
A　しょうゆ、みりん … 各大さじ1½
　黒酢、酒 … 各大さじ1
ごま油 … 大さじ1

作り方
1. ぶりは塩、こしょうをふって10分おき、水けをふいて片栗粉を薄くまぶす。ごま油を熱したフライパンに長ねぎとともに入れ、中火であまり動かさずに片面2〜3分ずつこんがりするまで焼く。
2. 混ぜたAを回し入れ、汁けがなくなるまで炒める。

もやしとにらの辛みスープ

にらはからだを温めて「血」の巡りもよくし、もやしは「水」を排出します。

材料（2人分）

もやし … ¼袋（50g）
にら（3cm幅に切る）… 3株
木綿豆腐 … ⅕丁（60g）
A　だし汁（煮干し・p21参照）
　　… 1½カップ
　酒 … 大さじ1
　塩 … 少々

B　しょうゆ … 大さじ1
　コチュジャン … 大さじ⅔
　みそ、みりん … 各大さじ½
　塩 … ひとつまみ
　にんにく（すりおろす）… 少々
白いりごま … 適量

作り方
1. 鍋にA、もやし、豆腐をひと口大にちぎって入れ、ふたをして火にかけ、煮立ったら弱火で4〜5分煮る。
2. Bで味つけし、にらを加えてさっと煮、器に盛っていりごまをふる。
　＊胚芽米ごはんを添える

さばと長いもの梅南蛮漬け
厚揚げとしいたけののりスープ

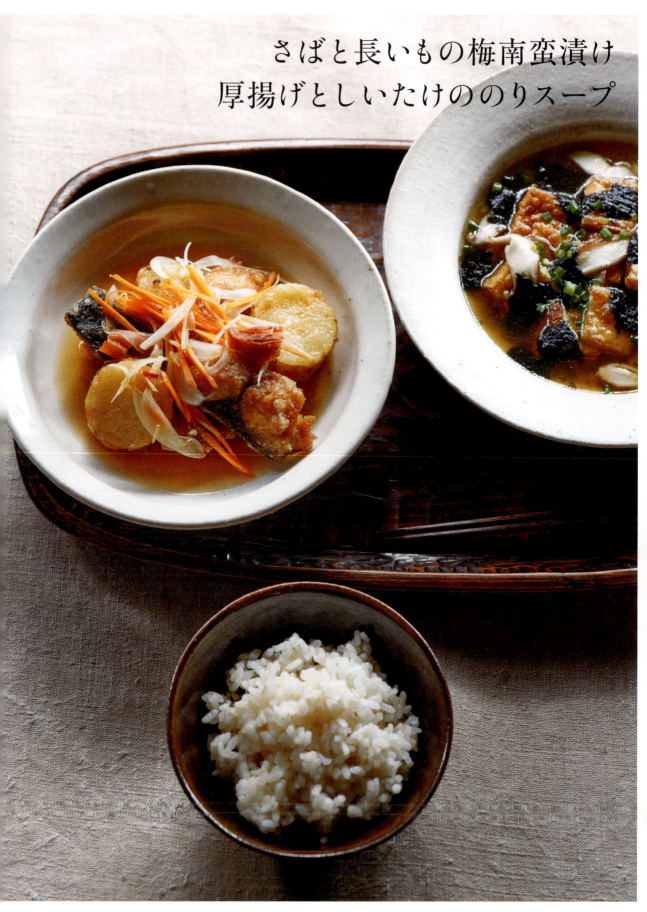

① 疲れにまつわる不調

だるい／疲れやすい／元気がない／肩こり／頭痛／せき・たん／食欲不振

さばと長いもの梅南蛮漬け

さばと長いもで元気回復、酢の酸味が巡りをよくします。揚げ長いものほくほく感も魅力。

材料（2人分）

さば（三枚おろし・2cm幅のそぎ切り）
　… 2切れ（200g）
長いも（1cm幅の輪切り）… 15cm（150g）
　塩 … 少々
　片栗粉 … 適量
玉ねぎ（薄切り）… ½個
にんじん（せん切り）… 4cm
しょうが（せん切り）… ½かけ

A｜梅干し（種を除き、ちぎる）… 1個
　｜赤唐辛子（小口切り）… ½本
　｜だし汁 … ¼カップ
　｜酢、みりん（煮きったもの・p15参照）
　｜　… 各大さじ3
　｜しょうゆ … 大さじ1
　｜塩 … ひとつまみ
揚げ油 … 適量

作り方

1. バットにAを入れ、玉ねぎ、にんじん、しょうがを加えて漬けておく。さばと長いもはそれぞれ塩をふり、片栗粉を薄くまぶす。
2. フライパンに揚げ油を1cm入れて中温（170℃）に熱し、長いも2分、さば3分の順にカラリと揚げ焼きにする。熱いうちにIに加え、15分おく。

厚揚げとしいたけののりスープ

不要な水分や血中脂質を排出してくれる食材の組み合わせ。からだが重だるい人に。

材料（2人分）

厚揚げ（熱湯を回しかけ、2cm角に切る）
　… 小1枚（100g）
生しいたけ（薄切り）… 2枚
焼きのり（全形¼枚）
だし汁 … 1½カップ

A｜しょうゆ麹 … 大さじ1
　｜（p95参照・またはしょうゆ大さじ½）
　｜塩 … 少々
　｜しょうが（すりおろす）… ⅓かけ
万能ねぎ（小口切り）… 2本

作り方

1. 鍋にだし汁、厚揚げ、しいたけを入れ、ふたをして火にかけ、煮立ったら弱火で3〜4分煮る。
2. Aで味つけし、火を止めてのりをちぎって加え、器に盛って万能ねぎを散らす。
　　＊胚芽米ごはんを添える

〈疲れの不調にきく副菜〉

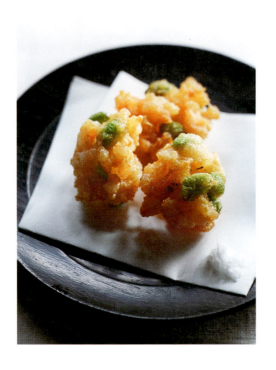

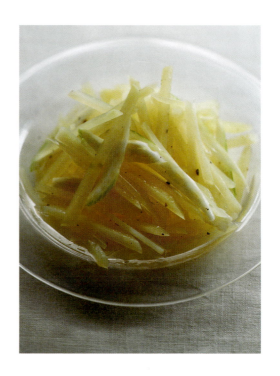

えびと枝豆のつまみ揚げ

えびも枝豆も疲労を回復すると同時に、
「腎」を活性化し、老化防止にも役立ちます。

材料（2人分／8個）
A ｜ むきえび（背ワタを除き、粘りが出るまでたたく）
　　　… 20尾（200g）
　｜ 枝豆（さっとゆでてさやから出したもの）… 40g
　｜ 片栗粉 … 大さじ1
　｜ 塩 … 小さじ1/3
揚げ油、塩 … 各適量

作り方
1. ボウルにAを入れてヘラで混ぜ、スプーンでひと口大にすくい、中温（170℃）に熱した揚げ油でカラリと4～5分揚げる。器に盛り、塩を添えてつけて食べる。

じゃがいものシャキシャキサラダ

胃腸を整え、疲れにきくじゃがいもを
さっとゆでて。生に近い食感が新鮮です。

材料（2人分）
じゃがいも（皮をむき、ごく細いせん切り）
　… 1個（100g）
セロリ（縦半分に切り、斜め薄切り）… 5cm
A ｜ オリーブ油（または米油）… 小さじ2
　｜ 酢 … 小さじ1
　｜ 塩 … 小さじ1/4
　｜ こしょう … 少々

作り方
1. 熱湯にじゃがいもを入れ、再び煮立ってから20～30秒ゆで、湯をしっかりきってボウルに入れる。セロリ、Aを加えてあえる。

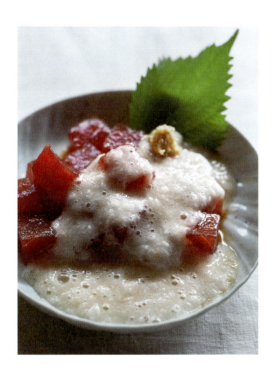

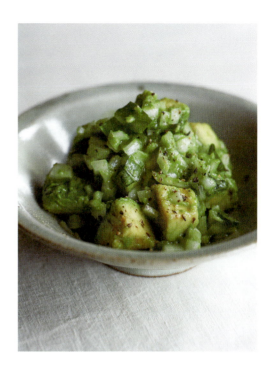

まぐろのしょうが山かけ

元気回復効果のあるまぐろには、同じく「気」を補う長いもを。食べごたえも十分。

材料（2人分）
まぐろの刺身（またはかつお・2cm角に切る）
　…小1さく（120g）
A｜しょうゆ…小さじ2
　｜みりん（煮きったもの・p15参照）…小さじ1
B｜長いも（皮をむき、すりおろす）
　｜　…10cm（100g）
　｜だし汁…大さじ1
　｜しょうゆ…小さじ½
しょうが（すりおろす）…⅓かけ
青じそ（あれば）…2枚

作り方
1. まぐろは混ぜたAにつけ、10分おく。器に盛って混ぜたBをかけ、しょうが、青じそを添える。

アボカドとバジルのマリネ

胃腸を整え、元気をチャージしてくれるひと皿。腸を潤し、便秘の改善にもひと役買います。

材料（2人分）
アボカド（種と皮を除き、2cm角に切る）…1個
玉ねぎ（みじん切り）…⅙個
バジルの葉（ちぎる）…3枚
A｜塩…小さじ¼
　｜オリーブ油…大さじ1
　｜レモン汁…小さじ1
こしょう…少々

作り方
1. ボウルにアボカド、玉ねぎ、バジルを入れ、Aを順に加えてさっくりと混ぜ、器に盛ってこしょうをふる。

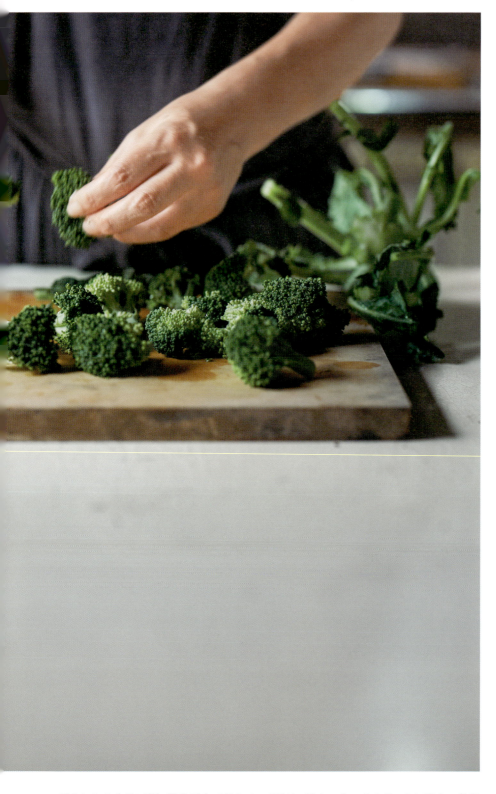

2 胃腸の不調

胃もたれ／胃痛／食欲不振／消化不良
便秘／胃炎／胃腸虚弱／吐き気
げっぷ／胸やけ

胃もたれや食欲不振、消化不良が起きている時は、冷たいものや水分、また消化に負担のかかるものをとりすぎて、消化力が落ちている状態といえます。胃の働きを活性化する食材をとりましょう。胃痛や吐き気、げっぷ、胸やけなどの症状が出ている場合は、胃が熱を持ち、「気」が上に向かって逆流している可能性があります。胃の熱を冷まし、気を下げるような食材が有効です。また、便秘には腸の粘膜を潤して、排出をスムーズにするような食材がおすすめです。

胃もたれ／胃痛／食欲不振

〈おすすめの食材〉

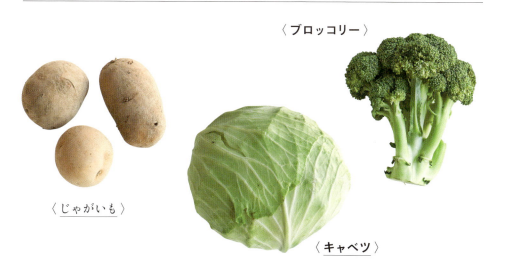

〈じゃがいも〉　〈キャベツ〉　〈ブロッコリー〉

牛肉、あじ、**いわし**、**さんま**、鯛、ぶり、さつまいも、**山いも（長いも）**、枝豆、**オクラ**、**カリフラワー**、**小松菜**、さやいんげん、**しょうが**、そら豆、青梗菜（チンゲンサイ）、とうもろこし、**トマト**、**長ねぎ**、**なす**、**にんじん**、**白菜**、**れんこん**、燕麦（えんばく＝オートミール）、**大麦（押し麦）**、黒米、もち米、大豆、アーモンド、落花生、**米麹**など

胃炎／吐き気 げっぷ／胸やけ

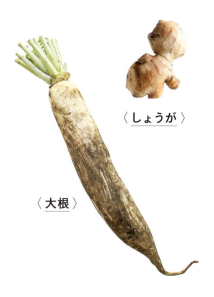

〈大根〉　〈しょうが〉

かぶ、パクチー、**パセリ**、らっきょう、そば、みかん、ゆず、シナモンなど

※太字はこのあとのページの料理で使用している食材、下線はよりおすすめの食材です

便秘

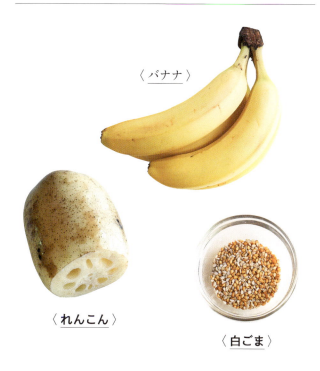

〈バナナ〉　〈れんこん〉　〈白ごま〉

ヨーグルト、アボカド、**オクラ**、ごぼう、**小松菜**、たけのこ、**白菜**、ほうれんそう、**レタス**、**えのきたけ**、しめじ、マッシュルーム、**大麦（押し麦）**、ひよこ豆、アーモンド、くるみ、落花生、**はちみつ**など

豚肉とキャベツのサンドステーキ
わかめオニオンスープ

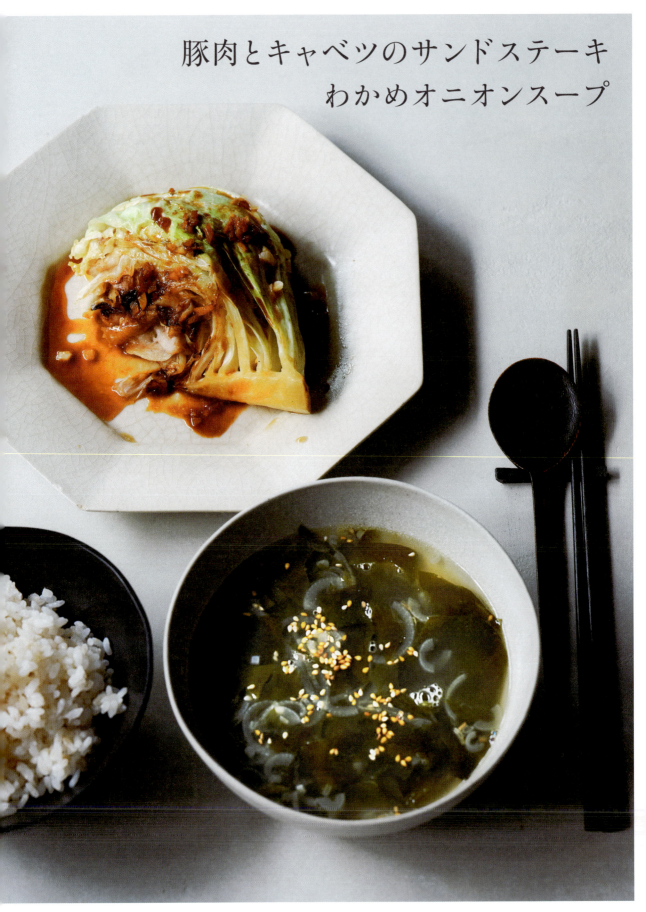

② 胃腸の不調
胃もたれ／胃痛／便秘

豚肉とキャベツのサンドステーキ

キャベツは胃の粘膜を修復し、胃もたれを改善。香ばしい焼き色もごちそうです。

材料（2人分）
豚バラ薄切り肉（長さを半分に切る）… 8枚（160g）
キャベツ（芯を残し、縦半分のくし形切り）… ¼個
塩 … 小さじ½
A│しょうゆ、酒 … 各大さじ1
　│にんにく（みじん切り）… 1かけ
炒め油 … 大さじ1

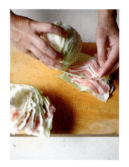

作り方
1. キャベツは1枚ずつ開き、間に豚肉を1枚ずつ広げてはさみ、全体に塩をふる。
2. フライパンに油を熱し、1を断面を下にして並べ、中火で焼き色がついたら裏返し、混ぜたAを回しかける。ふたをして弱火で2〜3分蒸し焼きにし、ふたをとって火を強めて汁けを軽くとばす。

【ポイント】
キャベツは芯を残してくし形に切り、1枚ずつ開き、間に豚肉を1切れずつ広げてはさむ。肉は芯のほうには入れなくてOK。

わかめオニオンスープ

胃の不快感をとるとされる玉ねぎに、胃の苦手な「湿」を払うわかめをたっぷりと。

材料（2人分）
カットわかめ
　（乾燥・水につけて戻し、水けを絞る）
　… 大さじ2
玉ねぎ（横に薄切り）… ¼個

A│だし汁（煮干し・p21参照）
　│　… 1½カップ
　│塩麹 … 小さじ½（または塩少々）
ごま油 … 大さじ½
白いりごま … 適量

作り方
1. 鍋にごま油を熱し、玉ねぎを中火で炒め、薄く色づいたらAを加えてふたをし、煮立ったら弱火で4〜5分煮る。
2. わかめを加え、塩（分量外）で味を調え、器に盛っていりごまをふる。
　＊胚芽米ごはんを添える

肉団子と白菜の春雨スープ
カリフラワーのペペロンマリネ

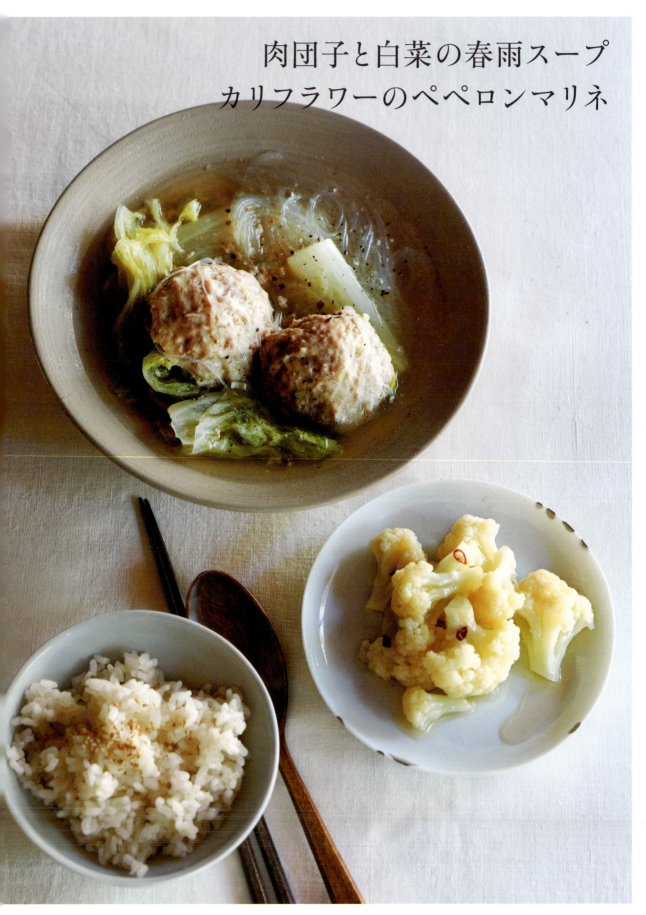

② 胃腸の不調
胃もたれ／食欲不振／消化不良／便秘

肉団子と白菜の春雨スープ

胃腸を整える白菜をとろとろに煮て、消化よく。大きな肉団子は、食べごたえ十分。

材料（2人分）

豚ひき肉 … 200g

A
- 卵 … 1個
- こしょう … 少々
- 酒 … 大さじ1
- しょうゆ麹 … 大さじ½
  （p95参照・またはしょうゆ小さじ1）
- ごま油 … 小さじ1
- 塩 … 小さじ¼
- 長ねぎ（みじん切り）… 5cm
- しょうが（みじん切り）… 1かけ
- 片栗粉 … 大さじ1

白菜（葉は5cm角に切り、軸は短冊切り）
　 … ⅙株
しょうが（せん切り）… 1かけ
春雨（乾燥・さっと水にくぐらせ、
　 キッチンばさみで食べやすく切る）
　 … 40g

B
- 酒 … 大さじ2
- 水 … 2カップ

塩 … 小さじ1
こしょう … 少々

作り方

1. ボウルにひき肉を入れ、**A**を順に加えてそのつどヘラで粘りが出るまで練り混ぜ、4等分して丸める。
2. 土鍋（または鍋）に白菜を広げて入れ、しょうが、**B**を加えてふたをして火にかけ、煮立ったら**1**を加え、表面が固まったらふたをして弱火で10分煮る。
3. 春雨を加え、ふたをして弱火で5〜6分煮、塩で味を調え、器に盛ってこしょうをふる。

カリフラワーのペペロンマリネ

胃腸を活性化するカリフラワーは、ピリッと辛い味つけにして献立にメリハリを。

材料（2人分）

カリフラワー（小房に分ける）
　 … 小1株（正味200g）

A
- 酢、みりん（煮きったもの・p15参照）
  　 … 各小さじ2
- 塩 … ひとつまみ

米油 … 大さじ1
赤唐辛子（小口切り）… ⅓本

作り方

1. カリフラワーは熱湯でかためにゆで、湯をきり、**A**を混ぜたボウルに加えて10分おく。
2. 米油と赤唐辛子をフライパンで煙が出るまで熱し、**1**にかける（やけどに注意）。
   ＊白いりごまをふった胚芽米ごはんを添える

辛くない白スンドゥブチゲ
かぶのグリル レモン風味

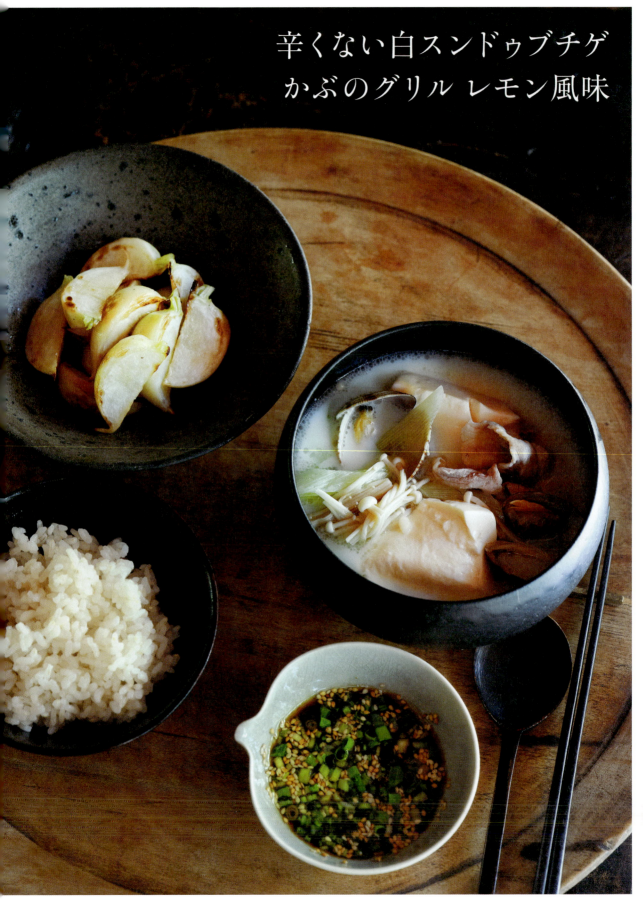

② 胃腸の不調

食欲不振／消化不良／便秘／吐き気

辛くない 白スンドゥブチゲ

消化がよく、胃腸を元気にする豆腐と豆乳。冷えないよう鍋にするのがおすすめ。

材料（2人分）

豚バラ薄切り肉（3cm幅に切る）
　… 4枚（80g）
あさり（砂出しする）
　… 小1パック（100g）＊1
絹ごし豆腐 … ⅔丁（200g）
えのきたけ（長さを半分に切り、ほぐす）
　… 1袋（100g）
長ねぎ（斜め1cm幅に切る）… ½本
にんにく（みじん切り）… 1かけ

A｜だし汁（昆布）… 2カップ ＊2
　｜酒 … 大さじ1
　｜塩 … ひとつまみ

豆乳（成分無調整のもの）… ½カップ
炒め油 … 大さじ½

＊1　あさりの砂出しのしかたは、塩水（水1カップ＋塩小さじ1）にあさりを入れ、冷暗所に3時間おく。夏場は冷蔵室へ
＊2　水2カップに昆布5cm角1枚を入れ、30分以上おく

作り方

1. 鍋に油を熱し、豚肉を中火で炒め、色が変わったらにんにくを加えて香りが出るまで炒める。あさり、えのき、長ねぎ、Aを加えてふたをし、煮立ったら弱火で5分煮る。
2. 豆乳、豆腐をスプーンで大きめにすくって加え、ふたをして弱火で5分煮、塩（分量外）で味を調える。
　＊好みでしょうゆ大さじ2、煮きったみりん（p15参照）大さじ1、万能ねぎの小口切り1本分、ごま油・白いりごま各小さじ2、にんにくのすりおろし・粗びき粉唐辛子各少々を混ぜたねぎじょうゆだれをかけて食べる

かぶのグリル レモン風味

胃の働きをよくして消化を促進するかぶは、便秘の改善にも。レモンで食欲増進も。

材料（2人分）

かぶ（8等分のくし形切り）… 大2個
A｜レモン汁 … 大さじ1
　｜みりん（煮きったもの・p15参照）… 小さじ1
　｜ナンプラー … 小さじ½
　｜塩 … 少々
オリーブ油 … 大さじ1

作り方

1. フライパンにオリーブ油を熱し、かぶを中火で全体に焼き色がつくまで焼く。
2. ボウルにAを入れて混ぜ、1を加えてさっとあえ、10分おく。
　＊胚芽米ごはんを添える

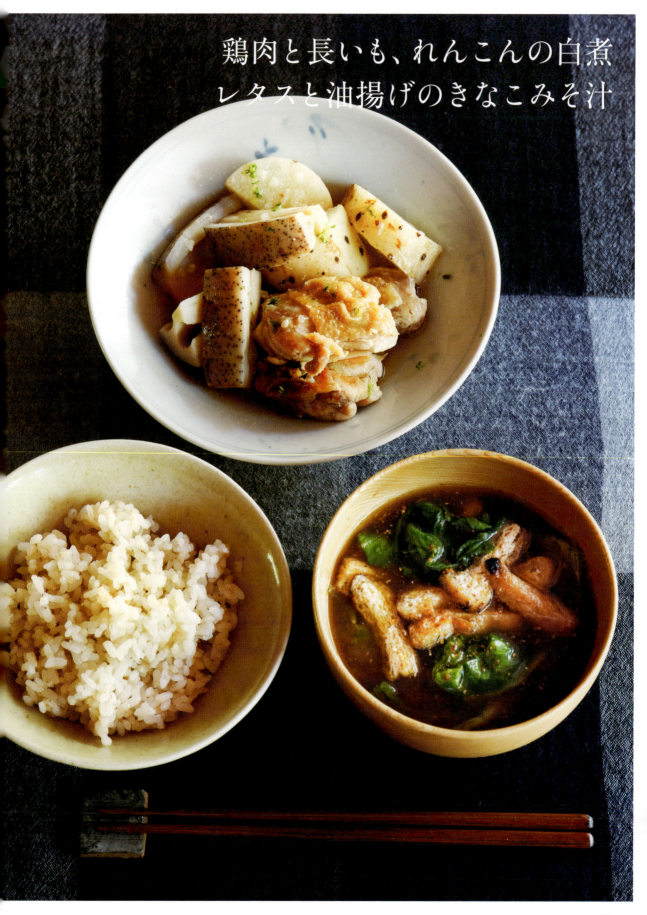

鶏肉と長いも、れんこんの白煮
レタスと油揚げのきなこみそ汁

② 胃腸の不調
胃もたれ／食欲不振／消化不良／便秘／げっぷ

鶏肉と長いも、れんこんの白煮

消化を促す長いもとれんこん、胃を温める鶏肉。白い食材を合わせた上品な煮ものです。

材料（2人分）
鶏もも肉（5cm角に切る）… 1枚（250g）
長いも（1.5cm幅の半月切り）… 1本（300g）
れんこん（5cm長さに切り、縦8等分に切る）… 小1節（120g）
A｜だし汁 … 1カップ
　｜塩麹 … 大さじ1（または塩小さじ⅓）
炒め油 … 大さじ1
すだちの皮（あれば・すりおろす）… 適量

作り方
1. 鍋に油を熱し、鶏肉を皮目から中火で焼き（脂が出たらペーパーでふく）、こんがりしたら裏返して長いも、れんこんを加え、あまり動かさずに焼き色がつくまで焼く。
2. Aを加えてふたをし、煮立ったら弱火で7〜8分煮、塩（分量外）で味を調える。器に盛り、すだちの皮を散らす。

レタスと油揚げのきなこみそ汁

消化不良や便秘に働くレタス、大豆製品を合わせた汁ものは、きなこの風味で滋味深く。

材料（2人分）
レタス（大きめにちぎる）… 4枚
油揚げ … ⅓枚
だし汁（煮干し・p21参照）… 1½カップ
みそ … 大さじ1½
きなこ … 大さじ1
一味唐辛子 … 少々

作り方
1. 油揚げは魚焼きグリルで焼き色がつくまで3分焼き、細切りにする。
2. 鍋にだし汁を入れ、ふたをして火にかけ、煮立ったらみそを溶き入れ、レタス、1を加えて温める。きなこを加えてひと混ぜし、器に盛って一味をふる。
　　＊胚芽米ごはんを添える

鮭とブロッコリーの塩麹あんかけ
せん切りにんじんとキャベツのスープ

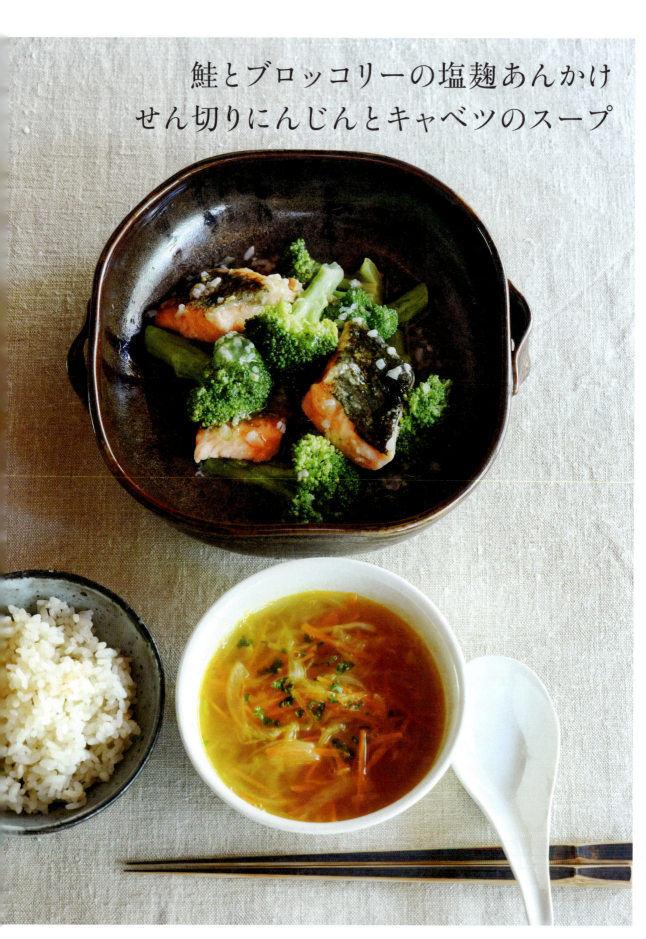

② 胃腸の不調
胃もたれ／胃痛／食欲不振／消化不良／便秘／胃腸虚弱

鮭とブロッコリーの塩麹あんかけ

胃の機能低下対策のブロッコリーを、お腹を温める鮭と合わせ、塩麹でうまみ出し。

材料（2人分）
生鮭の切り身（5cm幅に切る）… 2枚（200g）
　塩 … 少々
　片栗粉 … 適量
ブロッコリー（小房に分ける）
　… 小1株（200g）
しょうが（みじん切り）… ½かけ
だし汁 … 1カップ

A｜塩麹 *1、酒、片栗粉
　　… 各大さじ1
炒め油 … 大さじ1

*1　または塩小さじ⅓

作り方
1. 鮭は塩をふって10分おき、水けをふいて片栗粉を薄くまぶす。油を熱したフライパンの中火で皮目から焼き、こんがりしたら裏返してブロッコリーを加え、油が回るまで炒める。
2. しょうが、だし汁を加えてふたをし、煮立ったら弱火で5分煮、混ぜたAを加えてとろみをつける。

せん切りにんじんとキャベツのスープ

胃を活性化して消化を促進するにんじんに酢を合わせ、相乗効果で胃の負担を軽く。

材料（2人分）
にんじん（せん切り）… 4cm
キャベツ（せん切り）… 1枚
玉ねぎ（薄切り）… ¼個
だし汁（煮干し・p21参照）… 1½カップ

A｜しょうゆ、酢 … 各小さじ1
　　塩 … 小さじ⅓
ごま油 … 大さじ½
パセリ（みじん切り）… 適量

作り方
1. 鍋にごま油を熱し、にんじん、キャベツ、玉ねぎを中火で炒め、しんなりしたらだし汁を加えてふたをし、煮立ったら弱火で5分煮る。
2. Aで味つけし、器に盛ってパセリを散らす。
　　*胚芽米ごはんを添える

さんまのソテー レモンバターソース
トマトと押し麦のスープ

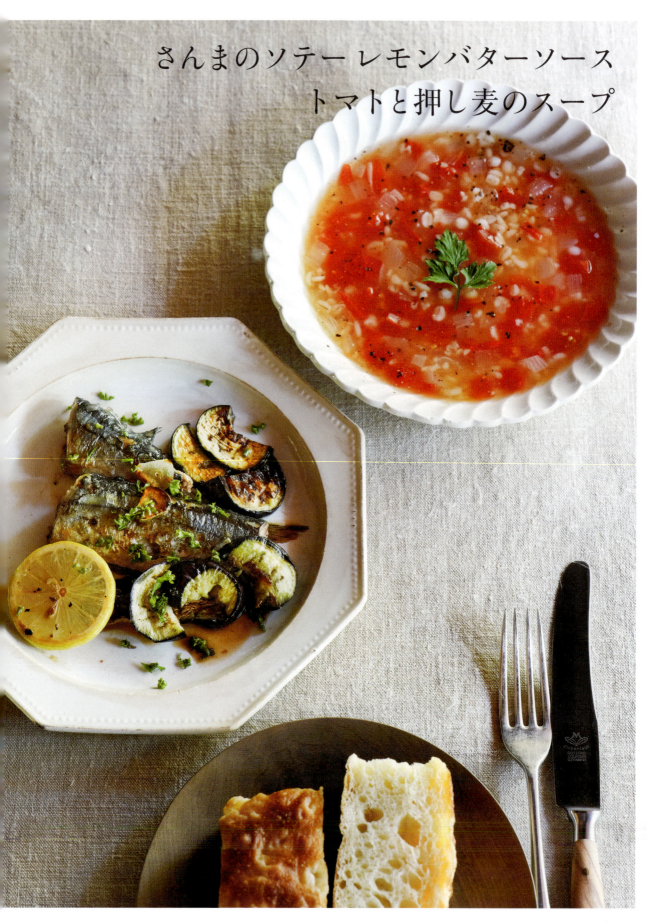

② 胃腸の不調
食欲不振／消化不良／便秘／胃腸虚弱

さんまのソテー レモンバターソース

胃腸虚弱に働くさんまに、消化を促すレモン、便秘によいバターを合わせたごちそう風。

材料（2人分）
さんま…2尾
　塩…少々
　片栗粉…適量
なす（1cm幅の半月切り）…大1本
にんにく（薄切り）…1かけ
A｜しょうゆ、レモン汁…各大さじ1
　｜はちみつ…小さじ1
　｜こしょう…少々
　｜バター…10g
オリーブ油…大さじ1
レモン（国産のもの）の輪切り、
　パセリ（みじん切り）…各適量

作り方
1. さんまは頭とワタを除き、斜め半分に切り、よく洗って水けをふく。塩をふって10分おき、水けをふいて片栗粉を薄くまぶす。
2. フライパンにオリーブ油を熱し、1、なすを並べてにんにくを散らし、ふたをして中火で5分焼く。こんがりしたら裏返し、ふたをして2分焼いて器に盛る。
3. 続けてAを入れて中火にかけ、ふつふつしたら火を止めて2にかけ、レモンを添えてパセリを散らす。

トマトと押し麦のスープ

胃の働きを活発にするトマト＆大麦が、消化不良や食欲不振、便秘の解消にひと役。

材料（2人分）
トマト（1cm角に切る）…1個
玉ねぎ（1cm角に切る）…½個
押し麦…大さじ2
A｜塩麹…大さじ1（または塩小さじ⅓）
　｜水…1½カップ
塩、こしょう、イタリアンパセリ（あれば）…各適量

作り方
1. 鍋にA、トマト、玉ねぎ、押し麦を入れ、ふたをして火にかけ、煮立ったら弱火で20分煮る。
2. 塩で味を調え、器に盛ってこしょうをふり、イタリアンパセリをのせる。
　＊フォカッチャを添える

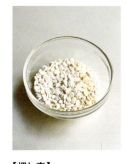

【押し麦】
大麦の外皮をむき、蒸して平たくしたもので、プチッとした食感が魅力。ゆでてサラダに、白米2合に大さじ1加えて炊いても。

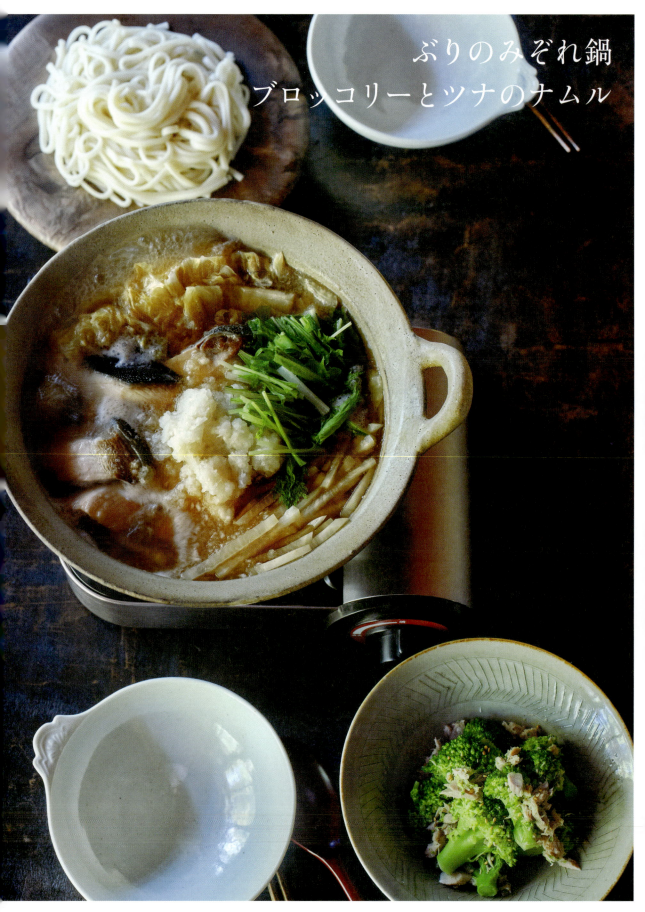

ぶりのみぞれ鍋
ブロッコリーとツナのナムル

② 胃腸の不調

胃もたれ／食欲不振／消化不良／便秘／胃腸虚弱

ぶりのみぞれ鍋

大根はおろすことで消化酵素が働き、胃を活性化するぶりと相乗効果を発揮。

材料（2人分）
ぶりの切り身（2cm幅のそぎ切り）… 2枚（250g）
塩 … 少々
白菜（5cm角に切る）… 3枚
大根（半量はせん切り、残りはすりおろす）… 10cm（250g）
水菜（5cm幅に切る）… ½株
A｜ 昆布 … 5cm角2枚
　｜ 水 … 3カップ
B｜ しょうゆ麹 … 大さじ3（p95参照・またはしょうゆ大さじ1）
　｜ 酒 … 大さじ2

作り方
1. 鍋にAを入れて30分おく。ぶりは塩をふって5分おき、熱湯を回しかける。
2. 1の鍋に白菜、せん切りの大根、Bを加え、ふたをして火にかけ、煮立ったら弱火で5分煮る。1のぶりを加え、ふたをしてさらに5分煮、大根がやわらかくなったら、大根おろし、水菜を加えて1〜2分煮る。
   ＊ゆでたうどんを添える

ブロッコリーとツナのナムル

五臓に活を入れ、全身を強化するブロッコリー。胃弱や体力のない人におすすめ。

材料（2人分）
ブロッコリー（小房に分ける）… 小1株（200g）
A｜ 塩 … 小さじ¼
　｜ 米油 … 小さじ1
　｜ ツナ缶（水煮・汁けをきる）… 小½缶（40g）
　｜ しょうが（すりおろす）… ¼かけ
白いりごま … 適量

作り方
1. ブロッコリーはかために塩ゆでし、湯をきる。
2. ボウルに1を入れ、熱いうちにAを順に加えてあえ、器に盛っていりごまをふる。

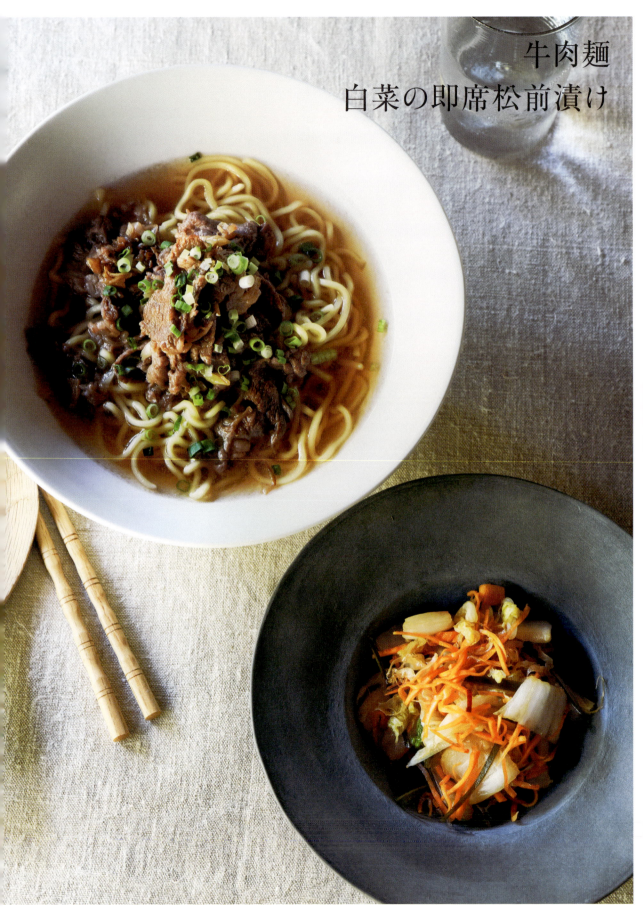

牛肉麺
白菜の即席松前漬け

② 胃腸の不調

胃もたれ／食欲不振／消化不良／便秘

牛肉麺

牛肉は胃腸を整え、食欲と体力を増強。肉を炒めたフライパンで汁を作るのがコツ。

材料（2人分）

牛こま切れ肉…200g

A｜長ねぎ（斜め薄切り）…1本
　｜にんにく（つぶす）、しょうが（せん切り）
　｜　…各1かけ

B｜しょうゆ、酒、みりん…各大さじ1
　｜しょうが（すりおろす）…⅓かけ

C｜だし汁…3カップ
　｜しょうゆ…大さじ1
　｜塩…少々

炒め油…大さじ1

中華生麺（袋の表示時間通りにゆで、
　湯をきる）…2玉

万能ねぎ（小口切り）…2本

作り方

1. フライパンに油を熱し、Aを中火で炒め、香りが出たら牛肉を加えて色が変わるまで炒め、Bを加えて汁けがなくなるまで炒めて取り出す。

2. 続けてCを入れて中火で温め、器に盛った中華麺にかけ、1、万能ねぎをのせる。

白菜の即席松前漬け

北海道の郷土料理・松前漬けを白菜で。白菜は胃腸を整え、便通の改善に役立ちます。

材料（作りやすい分量／3〜4人分）

｜白菜（3cm角に切る）…4枚
｜塩…小さじ½

にんじん（4cm長さのせん切り）…½本

A｜切りいか＊1、昆布（キッチンばさみで4cm長さのせん切り）…各5g

B｜しょうゆ、酒、みりん…各大さじ2
　｜酢…大さじ½
　｜赤唐辛子（小口切り）…½本

＊1　またはするめをさっと水にくぐらせ、キッチンばさみで4cm長さのせん切りにする

作り方

1. 白菜は塩をふって10分おき、水けをしっかり絞り、にんじん、Aとともにボウルに入れる。

2. 小鍋にBを入れてひと煮立ちさせ、粗熱をとる。1に回しかけ、手でもみながらよく混ぜ、なじむまで1時間おく。
　＊保存容器に入れて毎日1回混ぜ、日持ちは冷暗所で約10日

〈胃腸の不調にきく副菜〉

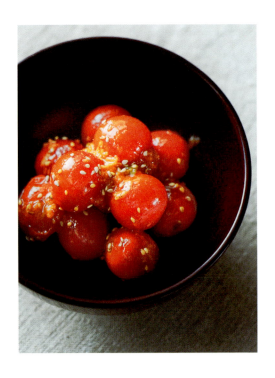

プチトマトのキムチ

コチュジャン&ナンプラーの発酵調味料で
即席のキムチに。トマトが消化を促進。

材料（2人分）
プチトマト…12個
A｜コチュジャン、しょうが（すりおろす）
　　…各小さじ1
　｜ナンプラー、ごま油…各小さじ½
　｜白いりごま…適量
　｜にんにく（すりおろす）…少々

作り方
1. ボウルにAを入れて混ぜ、プチトマトを加えて15分おく。

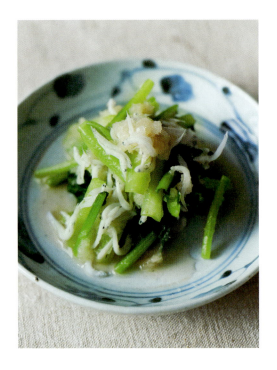

小松菜としらすのおろしあえ

大根はすりおろすと、疲れた胃腸に◎。
しらすは胃を元気に、小松菜は便通に作用。

材料（2人分）
小松菜…3株
しらす…大さじ1
A｜大根（すりおろし、水けを軽くきる）…4cm（100g）
　｜酢…大さじ1
　｜しょうゆ…大さじ⅔
　｜みりん（煮きったもの・p15参照）…小さじ1

作り方
1. 小松菜は塩ゆでし、粗熱がとれたら水けをしっかり絞り、4cm幅に切る。Aを混ぜたボウルにしらすとともに加え、さっとあえる。

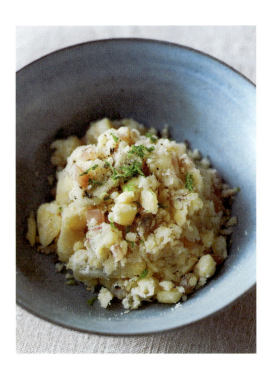
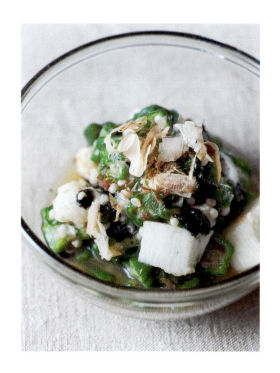

さつまいものアンチョビポテサラ

**食物繊維豊富なさつまいもで便通をよく。
アンチョビは、胃を活性化します。**

材料（2人分）
さつまいも … 1本（200g）
アンチョビ（フィレ・みじん切り）… 1枚
A｜玉ねぎ（みじん切り）… ¼個
　｜梅酢（p94参照・または酢）… 大さじ1
こしょう … 少々
すだちの皮（あれば・すりおろす）… 適量

作り方
1. さつまいもはやわらかくなるまで15分蒸し、熱いうちに皮を除いてつぶす（やけどに注意）。
2. ボウルにAを混ぜて10分おき、1、アンチョビを加えて混ぜる。器に盛り、こしょう、すだちの皮を散らす。
　＊パサつくようなら、米油小さじ1を加える

オクラと長いものねばねばあえ

**ねばねばコンビは、胃粘膜を補う救世主。
食欲のない時にもつるっと食べやすく。**

材料（2人分）
オクラ（ガクをくるりとむく）… 6本
A｜長いも（皮をむき、すりこ木でたたく）… 4cm（40g）
　｜だし汁 … ¼カップ
　｜しょうゆ … 小さじ2
　｜塩 … 少々
　｜しょうが（すりおろす）… ⅓かけ
焼きのり（ちぎる）… 全形¼枚
削り節 … 1パック（2g）

作り方
1. オクラは塩ゆでし、薄い小口切りにする。Aとともにボウルに入れ、粘りが出るまでよく混ぜ、のり、削り節を加えてさっとあえる。器に盛り、削り節（分量外）をのせる。

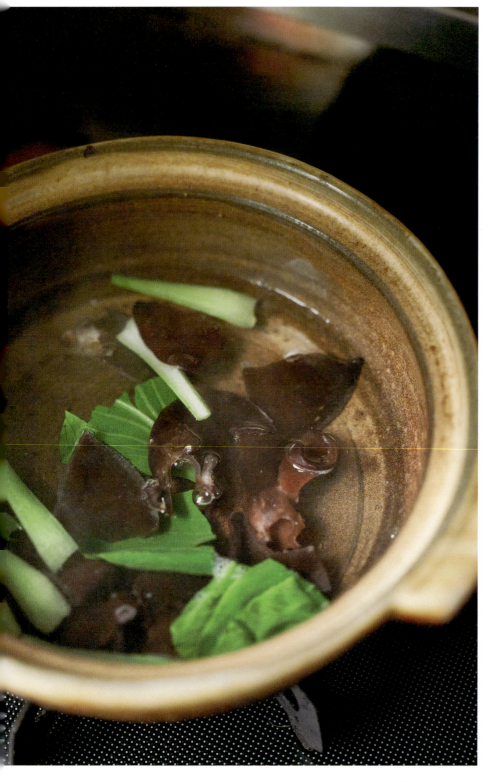

3 女性ならではの不調

貧血／めまい／立ちくらみ／不眠
生理痛・生理不順／不妊／冷え
更年期症状／ドライアイ

筋肉量や活動量が少ない女性は、男性に比べて冷えやすく、冷えると「血」の巡りが悪くなって、瘀血(おけつ)(古い血がドロドロと滞(とどこお)った状態)もできやすくなります。瘀血は月経不順や婦人科系疾患、頭痛や肩こりなどの痛みの原因に。また、女性は毎月の生理や妊娠・出産などで血の消耗が激しく、貧血もつきもの。貧血にともなって、めまいや立ちくらみ、不眠も起こしやすくなります。こうした女性ならではの不調は、「血を補い、巡らせ、温める」ことで解決していきます。

貧血／めまい／立ちくらみ／不眠

〈おすすめの食材〉

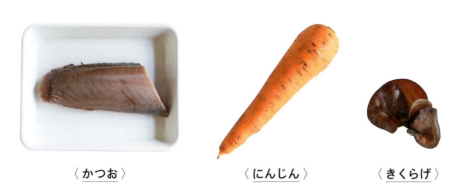

〈かつお〉　〈にんじん〉　〈きくらげ〉

牛肉、豚肉、レバー、<u>あさり</u>、穴子、<u>いか</u>、うなぎ、**かき**、**鮭**、さば、しじみ、すずき、たこ、**たら**、にしん、はた、ぶり、まぐろ、**卵**、枝豆、金針菜（きんしんさい）、ぜんまい、パセリ、ほうれんそう、よもぎ、レタス、しめじ、まつたけ、**ひじき**、**黒豆**、**アーモンド**、カシューナッツ、**黒ごま**、松の実、プルーン、桃、ライチなど

冷え

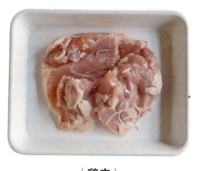

〈鶏肉〉

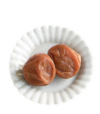
〈梅干し〉

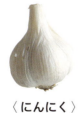
〈にんにく〉

いわし、**えび**、鮭、ぶり、まぐろ、かぼちゃ、**しそ**、しょうが、<u>玉ねぎ</u>、**長ねぎ**、**にら**、にんじん、パクチー、よもぎ、**こしょう**、唐辛子、八角、**花椒**（ホアジャオ）など

※太字はこのあとのページの料理で使用している食材、下線はよりおすすめの食材です

生理痛・生理不順／不妊 冷え／更年期症状

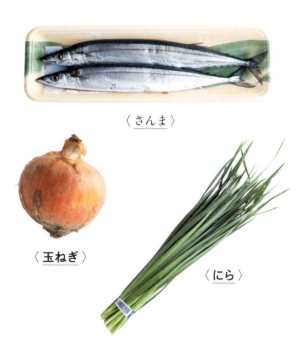

〈さんま〉　〈玉ねぎ〉　〈にら〉

牛肉、アンチョビ、いわし、うなぎ、鮭、**さば**、にしん、エシャロット、オクラ、菊花、クレソン、ししとう（甘長唐辛子）、**青梗菜**（チンゲンサイ）、つるむらさき、**なす**、<u>菜の花</u>、パセリ、ピーマン、ふき、みつば、みょうが、レタス、**れんこん**、黒米、**黒豆**、**納豆**、栗、クランベリー、ブルーベリー、プルーン、桃、サフラン、甘酒、**酒**、<u>酢</u>、焼酎、**酒粕**など

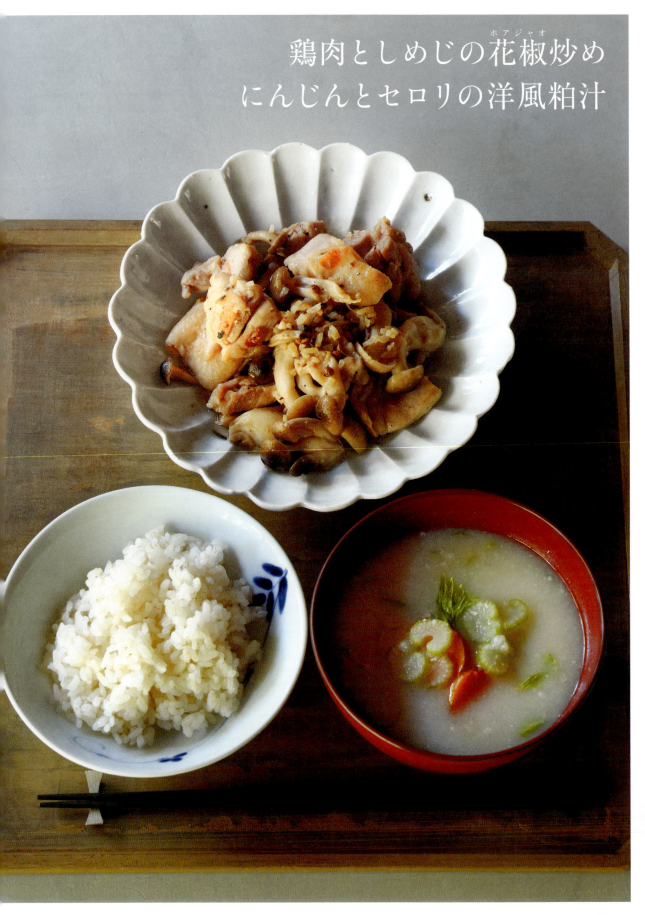

鶏肉としめじの花椒(ホアジャオ)炒め
にんじんとセロリの洋風粕汁

③ 女性ならではの不調
貧血／冷え／ドライアイ

鶏肉としめじの花椒(ホアジャオ)炒め

鶏肉や花椒はからだを温め、冷え性を改善。しめじは貧血、便秘、肌荒れ対策に。

材料（2人分）
鶏もも肉（3cm角に切り、Aをふって10分おく）… 1枚（250g）
A ｜ 塩、こしょう … 各少々
　 ｜ 酒 … 大さじ1
しめじ（ほぐす）… 1パック（100g）
にんにく（みじん切り）… 1かけ
B ｜ 花椒(ホアジャオ)（粗く刻む）… 6〜8粒
　 ｜ 塩麹 … 大さじ½（または塩ひとつまみ）
炒め油 … 大さじ1

作り方
1. フライパンに油を熱し、鶏肉を皮目から中火で焼き、こんがりしたら裏返してしめじ、にんにくを加え、2〜3分炒める。Bを加え、さっと炒める。

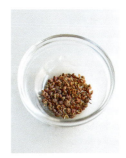

【花椒(ホアジャオ)】
中国の山椒で辛みと香りが強く、からだを温める効果が高い。麻婆豆腐のほか白菜の漬けもの、炒めものに入れても美味。

にんじんとセロリの洋風粕汁

にんじんは貧血や、肌・目の乾燥にも。玉ねぎ麹＆酒粕の2つの発酵調味料で腸活。

材料（2人分）
にんじん（3mm幅の輪切り）… 3cm
セロリ（薄い小口切り）… 4cm
水 … 1½カップ
A ｜ 玉ねぎ麹（p95参照・または塩麹）、酒粕 … 各大さじ1½
セロリの葉（ちぎる）… 適量

作り方
1. 鍋に水、にんじん、セロリを入れ、ふたをして火にかけ、煮立ったら弱火で5分煮る。
2. 混ぜたAで味つけし、器に盛ってセロリの葉をのせる。
　　＊胚芽米ごはんを添える

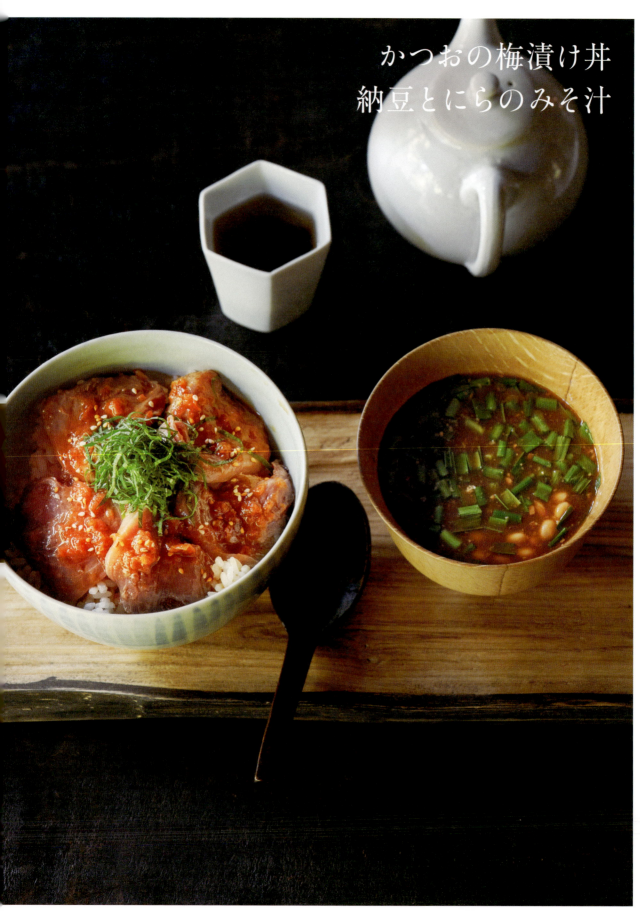

かつおの梅漬け丼
納豆とにらのみそ汁

③ 女性ならではの不調
貧血／生理痛・生理不順／冷え

かつおの梅漬け丼

かつおなどの赤身の魚は、貧血対策に最適。まぐろでもOK。梅干しでくさみ消しを。

材料（2人分）
かつおの刺身（5mm幅のそぎ切り）… 小1さく（160g）
梅干し（種を除き、たたく）… 1個
A｜しょうゆ、酒、みりん … 各大さじ1
胚芽米ごはん … 茶碗2杯分
青じそ（せん切り）… 4枚
白いりごま … 適量

作り方
1. 小鍋にAを入れてひと煮立ちさせ、火を止めて梅干し（種も）を加えて冷まし、かつおを加えて10分おく。
2. 器にごはんを盛り、1のかつおをのせてたれをかけ、いりごま、青じそをのせる。

納豆とにらのみそ汁

からだ温め力が高く「血」の巡りをよくするにらと納豆が、瘀血（血流の滞り）に作用。

材料（2人分）
納豆（混ぜる）… 1パック（50g）
にら（1cm幅に切る）… 4株
だし汁 … 1½カップ
みそ … 大さじ1½

作り方
1. 鍋にだし汁を入れ、ふたをして火にかけ、煮立ったら弱火にしてみそを溶き入れる。納豆、にらを加え、再び煮立つ直前に火を止める。

牛肉とピーマンのアーモンドしょうゆ炒め
きくらげと青梗菜の落とし卵スープ

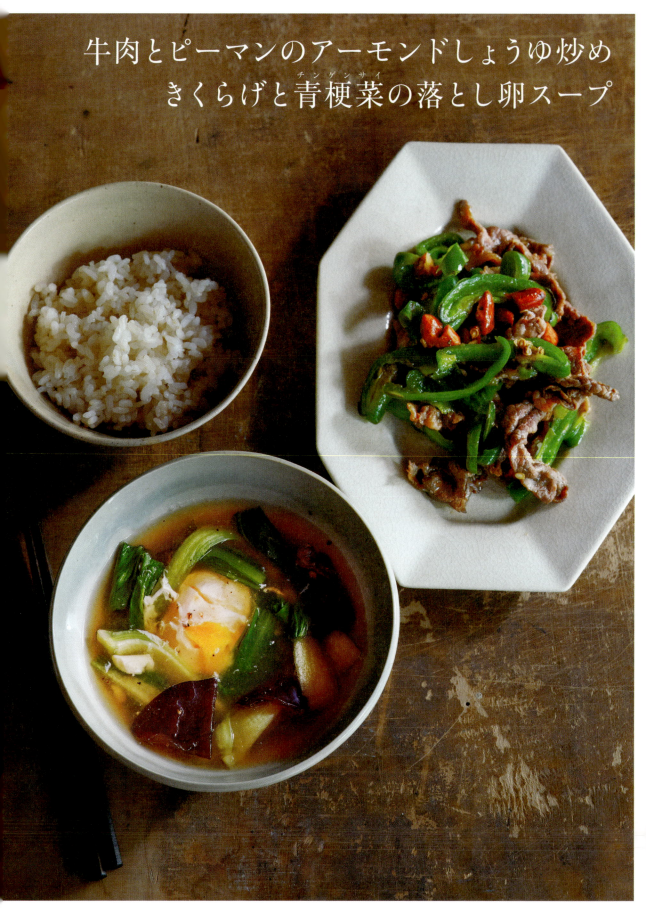

③ 女性ならではの不調
貧血／めまい／立ちくらみ／不眠／生理痛・生理不順

牛肉とピーマンのアーモンドしょうゆ炒め

牛肉とアーモンドが「血」を補い、ピーマンがその血を巡らせる理想的なひと皿。

材料（2人分）
牛切り落とし肉（塩、こしょうをふり、片栗粉を薄くまぶす）… 200g
　塩、こしょう … 各少々
　片栗粉 … 適量
ピーマン（ヘタを除き、種ごと縦5mm幅に切る）… 2個
にんにく（みじん切り）… 1かけ
ホールアーモンド（無塩・粗く刻む）… 大さじ1
A｜しょうゆ … 大さじ2
　｜酒、みりん … 各大さじ1
　｜塩、こしょう … 各少々
ごま油 … 大さじ1

作り方
1. フライパンにごま油を熱し、ピーマンを中火で炒め、油が回ったら牛肉、にんにく、アーモンドを加え、肉の色が変わるまで炒める。
2. 混ぜたAを鍋肌から回し入れ、中火でこがすようにさっと炒める。

きくらげと青梗菜の落とし卵スープ

きくらげと卵は、貧血、めまい、ふらつき、不眠に働きかけを。青梗菜は、瘀血対策に。

材料（2人分）
きくらげ（生・大きめにちぎる）… 大2枚
青梗菜（葉と茎に分け、葉は長さを半分に、茎は縦半分に切る）… 1株
卵 … 2個
だし汁 … 1½カップ

A｜しょうゆ … 小さじ1
　｜塩 … ひとつまみ
こしょう … 少々

作り方
1. 鍋にだし汁を入れ、ふたをして火にかけ、煮立ったらきくらげ、青梗菜の茎を加え、弱火で2〜3分煮る。
2. 青梗菜の葉を加えて卵を割り入れ、ふたをして卵白が固まるまで火を通し、Aで味つけする。器に盛り、こしょうをふる。
　　＊胚芽米ごはんを添える

えびと玉ねぎの甘酢炒め
ほうれんそうのしょうが風味スープ

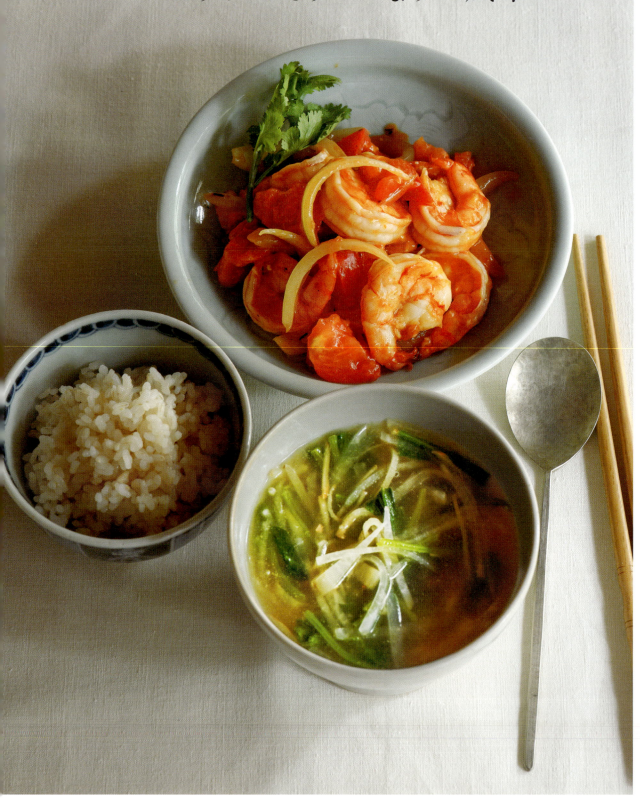

③ 女性ならではの不調
貧血／生理痛・生理不順／冷え／ドライアイ

えびと玉ねぎの甘酢炒め

生のトマトを加えた、さっぱりえびチリ風。えびと玉ねぎがからだを温め、血行も改善。

材料（2人分）

殻つきえび
（ブラックタイガーなど・殻をむいて
尾と背ワタを除き、塩をふって
片栗粉を薄くまぶす）… 12尾（200g）
塩 … 少々
片栗粉 … 適量
玉ねぎ（1cm幅のくし形切り）… 大½個
トマト（ざく切り）… 1個

A　にんにく（みじん切り）… 1かけ
　　豆板醤 … 小さじ1
B　酢 … 大さじ2
　　しょうゆ、みりん … 各大さじ1
　　片栗粉 … 大さじ½
　　塩 … 少々
炒め油 … 大さじ1
パクチーの葉（あれば）… 適量

作り方

1. フライパンに油を熱し、玉ねぎを中火で炒め、しんなりしたらえび、Aを加え、えびの色が変わるまで炒める。トマトを加え、なじむまで炒める。
2. 混ぜたBを加えてとろみがつくまで炒め、器に盛ってパクチーを添える。

ほうれんそうのしょうが風味スープ

「血」を補ってからだを潤し、便通もよくするひと皿。貧血やドライアイ、肌の乾燥にも。

材料（2人分）

ほうれんそう … ½束（100g）
大根（せん切り）… 4cm（100g）
しょうが（せん切り）… ½かけ
A　だし汁 … 1½カップ
　　塩麹 … 大さじ½（または塩ひとつまみ）
炒め油 … 大さじ½

作り方

1. ほうれんそうは塩ゆでし、水にさらして水けをしっかり絞り、4cm幅に切る。
2. 鍋に油を熱し、大根、しょうがを中火で炒め、香りが出たらAを加えてふたをし、煮立ったら弱火で1〜2分煮る。塩（分量外）で味を調え、1を加えてさっと温める。
   ＊胚芽米ごはんを添える

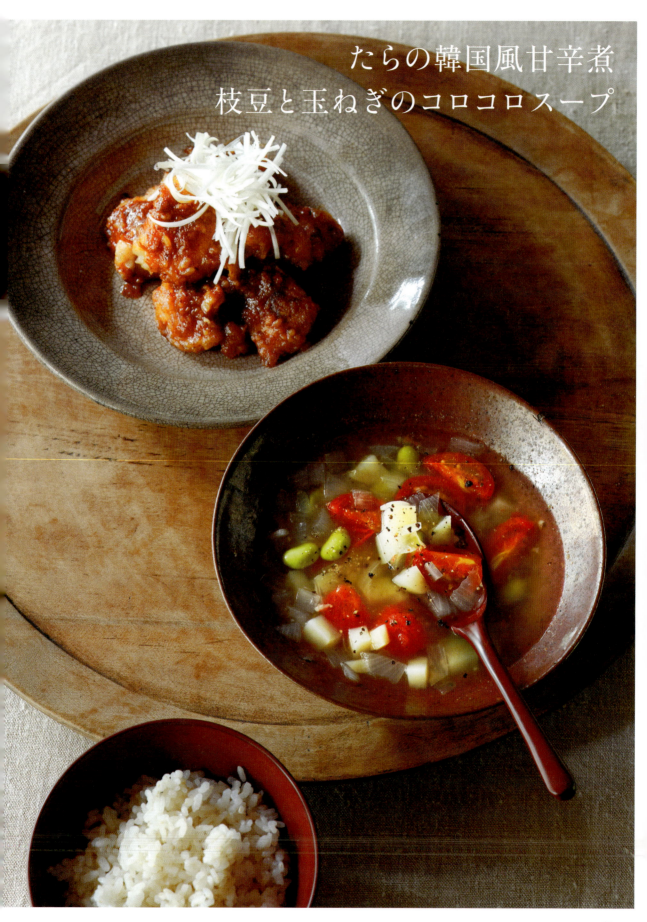

たらの韓国風甘辛煮
枝豆と玉ねぎのコロコロスープ

③ 女性ならではの不調

貧血／生理痛・生理不順／冷え

たらの韓国風甘辛煮

「血」を補い、疲労を回復させるたらは、低脂質でダイエット中の方にもおすすめ。

材料（2人分）
生だらの切り身（5～6cm大に切る）… 2枚（200g）＊1
A｜塩… 少々
　｜酒、みりん… 各大さじ½
片栗粉… 適量
B｜コチュジャン、しょうゆ、みりん、水… 各大さじ1
　｜酢… 小さじ2
　｜にんにく（すりおろす）… 小さじ1
炒め油… 大さじ3
長ねぎ（4cm長さのせん切りにし、水に10分さらして水けをふく）… ¼本

＊1　鮭、かじき、ぶり、さばでもOK

作り方
1. たらはAをからめて10分おき、汁けを軽くきって片栗粉を薄くまぶす。油を熱したフライパンの中火でカラリと5分揚げ焼きにし、取り出す。
2. 続けてフライパンの油をさっとふき、混ぜたBを加えて弱めの中火にかけ、ふつふつしたら1を加えてからめる。器に盛り、長ねぎをのせる。

枝豆と玉ねぎのコロコロスープ

血流をよくし、不要な「水」を排出する枝豆は、「腎」を強化してアンチエイジングも。

材料（2人分）
枝豆（さっとゆでてさやから出したもの）… 20g
じゃがいも（皮をむき、1cm角に切る）… 1個（100g）
玉ねぎ（1cm角に切る）… ¼個
プチトマト（縦4等分に切る）… 4個
水… 1½カップ
玉ねぎ麹（p95参照・または塩麹）… 大さじ1

作り方
1. 鍋に材料をすべて入れ、ふたをして火にかけ、煮立ったら弱火で7～8分煮る。
2. 塩（分量外）で味を調え、器に盛ってこしょう（分量外）をふる。
　　＊胚芽米ごはんを添える

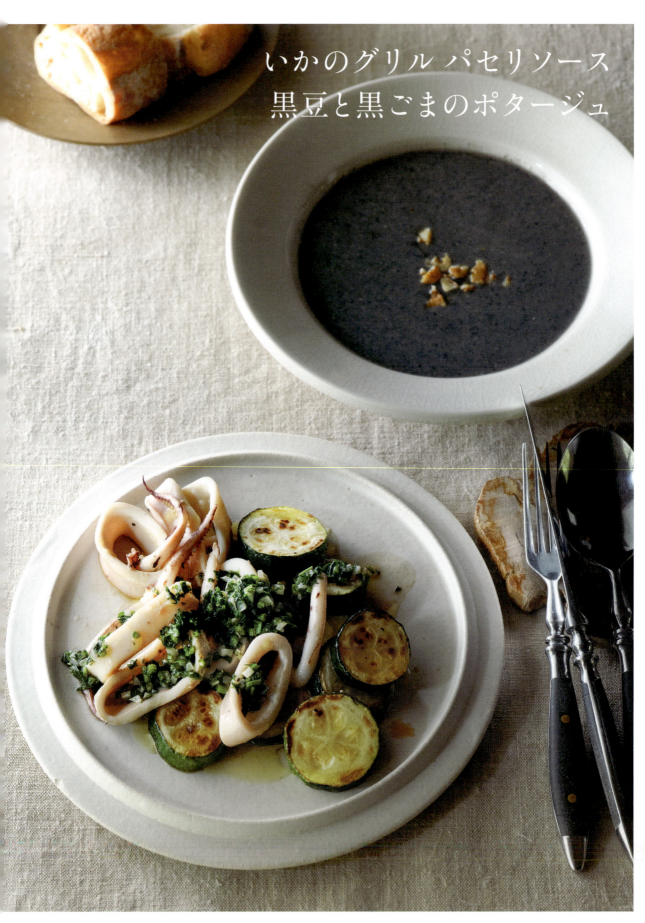

いかのグリル パセリソース
黒豆と黒ごまのポタージュ

③ 女性ならではの不調
貧血／生理痛・生理不順／更年期症状

いかのグリル パセリソース

生理不順を改善するいか。「血」を補って巡らせるパセリと合わせ、女性の最強の味方に。

材料（2人分）
するめいか … 1ぱい（200g）
ズッキーニ（7～8mm幅の輪切り）… 1本
パセリ（みじん切り）… 3本（20g）
にんにく（みじん切り）… 1かけ
白ワイン … 大さじ1

A | しょうゆ … 小さじ1
　 | 塩 … 小さじ¼
オリーブ油 … 大さじ1

作り方
1. いかは足を引き抜いてワタ、軟骨を除き、皮をむいて胴は1cm幅、足は2cm幅に切る。
2. フライパンにオリーブ油を熱し、ズッキーニに塩、こしょう各少々（分量外）をふって中火で焼き、両面に焼き色がついたらいかを加え、色が変わるまで炒める。白ワインを回しかけ、ふたをして弱火で1分蒸し焼きにし、器に盛る。
3. 続けてパセリ、にんにくを入れて中火にかけ、香りが出たらAを加えてさっと混ぜ、2にかけ、オリーブ油（分量外）を回しかける。

黒豆と黒ごまのポタージュ

「血」を補い、巡らせ、「腎」も活性化する黒豆と黒ごまのアンチエイジングスープ。

材料（2人分）
黒豆（皮がはじけるまでからいりする）… 大さじ1
セロリ（斜め薄切り）… ⅓本
玉ねぎ（横に薄切り）… ¼個
A | 黒いりごま、塩麹 *1 … 各大さじ1
　 | 水 … 1½カップ
炒め油 … 小さじ1
くるみ（無塩・粗く刻む）… 適量

*1　または塩少々

作り方
1. 鍋に油を熱し、セロリ、玉ねぎを中火で炒め、しんなりしたら黒豆、Aを加えてふたをし、煮立ったら弱火で20分煮る。
2. 粗熱がとれたらミキサーにかけ、鍋に戻して温め、塩（分量外）で味を調える。器に盛り、くるみをのせる。
＊バゲットを添える

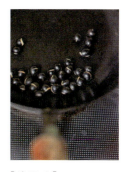

【ポイント】
黒豆は、フライパンで黒い皮がはじけるまでからいりする。これで、あらかじめ水につけて戻さずに使える。

〈女性の不調にきく副菜〉

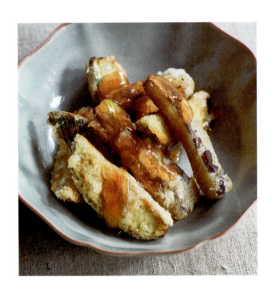

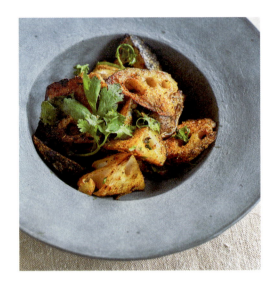

なすの甘辛揚げ

なすは血行促進、むくみもとりますが、
からだを冷やすので薬味を必ず加えて。

材料（2人分）
なす（長さを半分に切って縦4～6等分に切り、
　皮に斜め2～3mm幅の切り込みを入れる）… 2本
A｜しょうゆ、酒、みりん … 各大さじ1
　｜塩 … 指2本でひとつまみ
　｜にんにく（すりおろす）… ½かけ
片栗粉、揚げ油 … 各適量

作り方
1. なすは混ぜたAにつけ、時々手でもみながら15分おき、汁を軽くきって片栗粉をしっかりまぶす（つけ汁は残しておく）。中温（170℃）に熱した揚げ油でカラリと3～4分揚げる。
2. 残ったつけ汁と片栗粉小さじ1を小鍋に混ぜて火にかけ、とろみがついたら1にかける。

れんこんのスパイス炒め

れんこんは、血の滞りと胃の働きを改善。
うまみの強い皮ごと味わって。

材料（2人分）
れんこん（ひと口大の乱切りにし、酢水に3～4分さらす）
　… 小½節（60g）
パクチー（葉は摘み、茎は小口切り）… 2本
酒 … 大さじ1
A｜カレー粉 … 小さじ½
　｜塩、こしょう … 各少々
炒め油 … 大さじ1

作り方
1. フライパンに油を熱し、れんこん、パクチーの茎を中火で炒め、焼き色がついたら酒を回し入れ、ふたをして弱火で3分蒸し焼きにする。
2. Aを加えてさっと炒め、火を止めてパクチーの葉を加える。

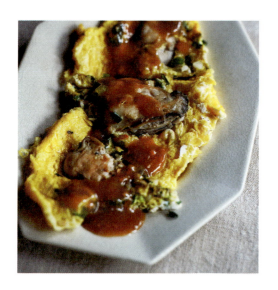
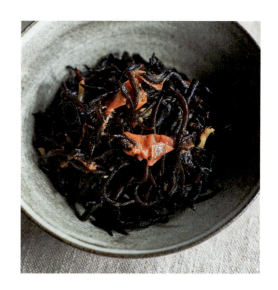

かきオムレツ

「血」を補って神経を鎮めるかきが、
ごろごろ入ってボリューム満点です。

材料（2人分）
かきのむき身（加熱用・塩ひとつまみをふってもみ、
　水洗いして水けをふく）… 6個（120g）
A ｜ にんにく（みじん切り）… 1かけ
　｜ しょうが（みじん切り）… 1/3かけ
万能ねぎ（小口切り）… 2本
B ｜ 卵 … 2個
　｜ 塩、こしょう … 各少々
C ｜ 酢、みりん … 各大さじ2
　｜ オイスターソース、酒、水 … 各大さじ1
　｜ しょうゆ、片栗粉 … 各小さじ1/2
ごま油 … 大さじ1

作り方
1. フライパンにごま油、Aを入れて中火にかけ、香りが出たらかきを加えて両面をさっと焼き、ねぎを散らし、ふたをして1分30秒加熱する。
2. 混ぜたBを流し、ふたをして1分30秒、裏返して40秒焼き、器に盛る。混ぜたCを火にかけてとろみをつけ、卵にかける。

ひじきの梅煮

貧血や骨粗鬆症、抜け毛にもよいとされるひじき。
梅干しを加えて薬効をアップします。

材料（2人分）
芽ひじき（乾燥・水につけて戻す）… 大さじ3（10g）
しょうが（せん切り）… 1/3かけ
酒 … 大さじ1
A ｜ 梅干し … 1個
　｜ しょうゆ、みりん … 各小さじ1
　｜ 水 … 1/2カップ
炒め油 … 大さじ1/2

作り方
1. 鍋に油を熱し、ひじき、しょうがを中火で炒め、香りが出たら酒を加えて煮立たせ、Aを加えてふたをして弱火で7～8分煮る。火を止めて梅干しをほぐし、種を除く。

4 肌・美容に関する不調

しみ／そばかす／くま／くすみ
乾燥・しわ／むくみ
白髪／抜け毛／アンチエイジング

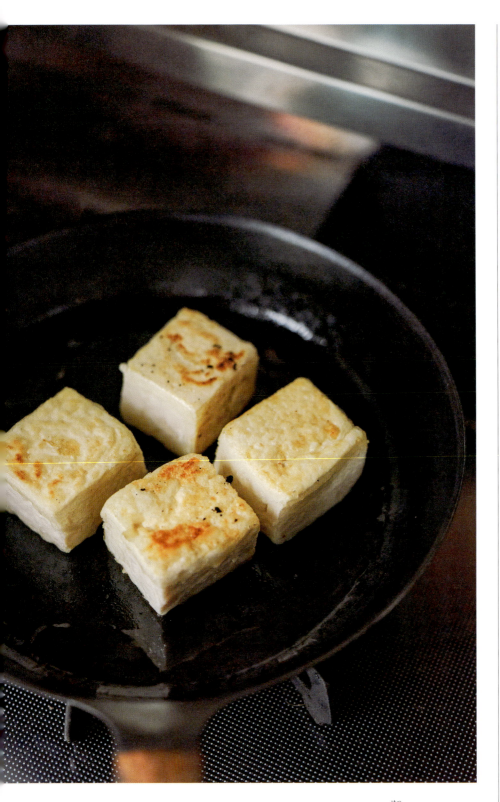

しみやそばかすが多い、目の下のくまやくすみが気になるという人は、「血(けつ)」の巡りが悪く、鬱滞(うったい)した瘀血(おけつ)(古い血の滞(とどこお)り)が一因とされます。血の巡りをよくすることで、新陳代謝が活発になり、肌トラブルの予防・改善に役立ちます。一方、肌がかさついたり、しわやたるみが気になるのは、からだを潤す「水(すい)」や全身を滋養する「血」の不足が原因。白髪や抜け毛など髪の悩みも血の不足とされるので、血を補う食材をとります。また、年齢にかかわらず生き生きとした若さを維持するには、「腎(じん)」を元気にすることも大切です。

〈おすすめの食材〉

しみ／そばかす／くま／くすみ

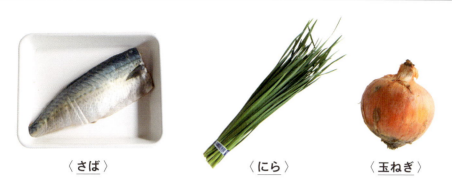

〈さば〉　〈にら〉　〈玉ねぎ〉

牛肉、アンチョビ、**いわし**、うなぎ、鮭、**さんま**、にしん、エシャロット、オクラ、クレソン、**ししとう**（甘長唐辛子）、青梗菜（チンゲンサイ）、つるむらさき、**なす**、菜の花、パセリ、ふき、**みつば**、みょうが、レタス、**れんこん**、黒米、黒豆、納豆、**栗**、クランベリー、ブルーベリー、**プルーン**、桃、甘酒、**酒**、**酢**、焼酎、**酒粕**など

乾燥・しわ

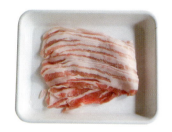

〈豚肉〉

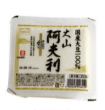 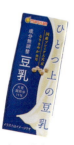

〈豆腐〉　〈豆乳〉

いか、かき、かに、はまぐり、ぶり、**卵**、チーズ、ヨーグルト、**山いも**（長いも）、オクラ、**かぶ**、きゅうり、グリーンアスパラ、ズッキーニ、**冬瓜**（とうがん）、トマト、**にんじん**、ほうれんそう、**れんこん**、エリンギ、**きくらげ**、黒豆、いちじく、**梅**、コナッツ、なし、みかん、桃、りんごなど

※太字はこのあとのページの料理で使用している食材、下線はよりおすすめの食材です

むくみ

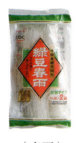 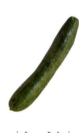 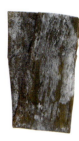

〈春雨〉　〈きゅうり〉　〈昆布〉

あさり、鮎、鯉、白魚、すずき、鯛、はまぐり、はも、枝豆、グリーンアスパラ、グリーンピース、クレソン、さやいんげん、せり、セロリ、ぜんまい、高菜、**冬瓜**（とうがん）、**とうもろこし**、なす、白菜、**パクチー**、はやとうり、もやし、夕顔、レタス、**あおさ**、のり、わかめ、大麦（押し麦）、玄米、**はとむぎ**、**小豆**、**黒豆**、緑豆、かぼちゃの種、落花生、あけび、すいか、すもも、ぶどう、マンゴー、メロン、烏龍茶、紅茶、コーヒー、ココア、プーアール茶、わさびなど

白髪／抜け毛／アンチエイジング

豚肉、うなぎ、**えび**、ししゃも、すずき、鯛、牛乳、枝豆、**カリフラワー**、**キャベツ**、ごぼう、**ブロッコリー**、マッシュルーム、黒米、黒豆、カシューナッツ、栗、ぶどう、ブルーベリー、**プルーン**など

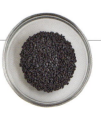

〈黒ごま〉

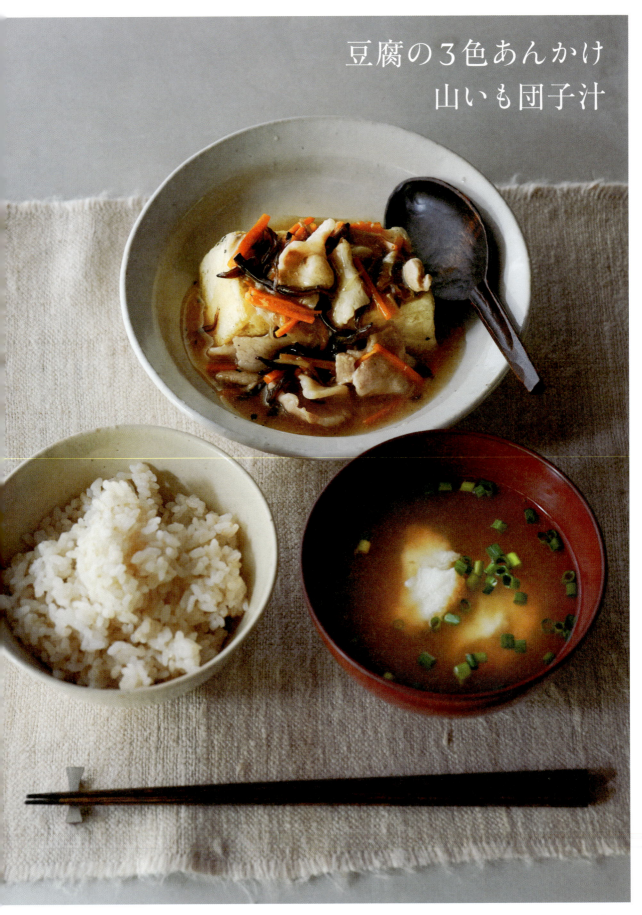

豆腐の3色あんかけ
山いも団子汁

④ 肌・美容に関する不調

乾燥・しわ／アンチエイジング

豆腐の3色あんかけ

肌を潤す豆腐と豚肉は、乾燥肌、しわ、髪のパサつきに。とろりとしたあんが美味。

材料（2人分）

木綿豆腐 … 1丁（300g）
片栗粉 … 適量
豚バラ薄切り肉（3〜4mm幅に切り、
　塩、こしょうをふる）… 4枚（80g）
塩、こしょう … 各少々

A｜にんじん（せん切り）… 4cm
　｜きくらげ（生・せん切り）… 2枚
　｜しょうが（せん切り）… ½かけ
B｜だし汁 … ½カップ
　｜しょうゆ、酒 … 各大さじ½
　｜みりん … 小さじ½
　｜塩 … 少々
片栗粉 … 大さじ½
炒め油 … 大さじ1

作り方

1. 豆腐はさらしやキッチンペーパーで包み、中皿1枚くらいの重しをのせて30分水きりする。縦横半分に切って片栗粉をしっかりまぶし、油を熱したフライパンの中火であまり動かさずに全面をカリッと焼き、器に盛る。
2. 続けて豚肉、Aを入れて中火で炒め、肉の色が変わったらBを加え、ふたをして弱火で3〜4分煮る。倍量の水で溶いた片栗粉を加えてとろみをつけ、1にかける。

山いも団子汁

からだを潤すと同時に、若さを保つ要（かなめ）の「腎」を助ける山いもで、アンチエイジング。

材料（2人分）

山いも（皮をむき、すりおろす）… 80g
だし汁 … 1½カップ
A｜しょうゆ … 小さじ1
　｜塩 … 小さじ⅓

しょうがの絞り汁 … 少々
万能ねぎ（小口切り）… 2本

作り方

1. 鍋にだし汁を入れ、ふたをして火にかけ、煮立ったらAで味つけし、山いもをスプーンでひと口大にすくって加える（山いもが固まるまで混ぜない）。
2. ふたをして中火で山いもが固まったら、しょうがの絞り汁を加え、器に盛って万能ねぎを散らす。
　　＊胚芽米ごはんを添える

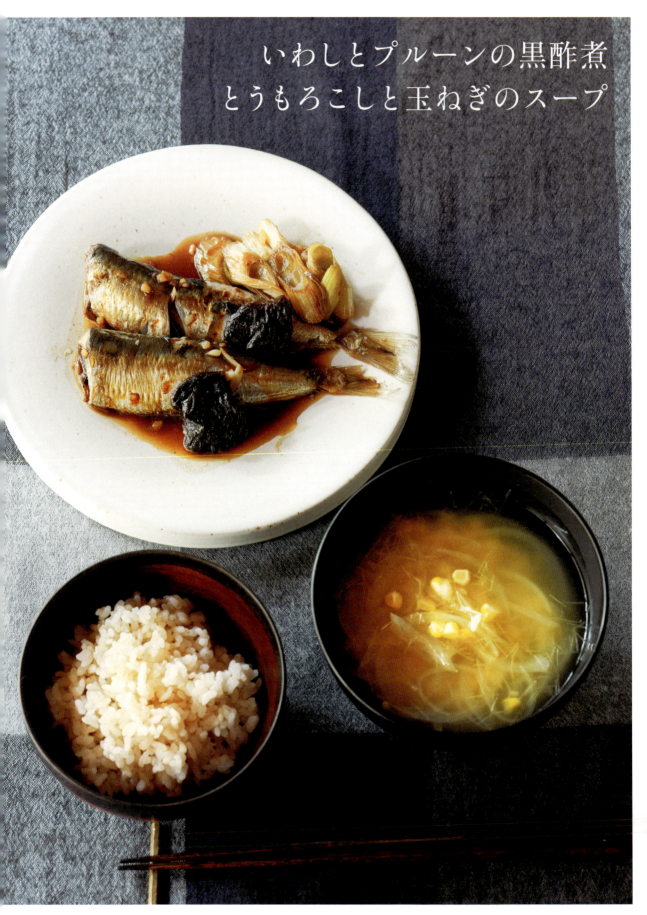

いわしとプルーンの黒酢煮
とうもろこしと玉ねぎのスープ

④ 肌・美容に関する不調
しみ／そばかす／くすみ／むくみ

いわしとプルーンの黒酢煮

「血」を補う最強のひと皿は、瘀血（血の滞り）を除き、しみやくすみ対策にも。

材料（2人分）
| いわし … 小4尾（200g）
| 塩 … 少々
プルーン（種なし）… 4個
長ねぎ（1cm幅の斜め切り）… ½本
にんにく（みじん切り）… 1かけ
A | 黒酢 … 大さじ3
  | しょうゆ、酒、水 … 各大さじ2
  | みりん … 大さじ1

作り方
1. いわしは頭とワタを除き、よく洗って水けをふき、塩をふる。
2. 鍋に1を入れ、まわりにプルーン、長ねぎを加えてにんにくを散らし、Aを加えてふたをして中火にかけ、煮立ったら弱火で7〜8分煮る。

とうもろこしと玉ねぎのスープ

不要な「水」を排出するとうもろこし、血行をよくする玉ねぎが、新陳代謝を促進。

材料（2人分）
とうもろこし（実をそぎ、ひげがあれば細かく刻む）… ⅓本（正味40g）
玉ねぎ（薄切り）… ½個
だし汁 … 1½カップ
塩麹 … 小さじ1（または塩小さじ¼）

作り方
1. 鍋に材料をすべて入れ、ふたをして火にかけ、煮立ったら弱火で10分煮る。塩（分量外）で味を調える。
   ＊胚芽米ごはんを添える

さばとさつまいものスパイス春巻き
なすと甘長唐辛子のエスニックスープ

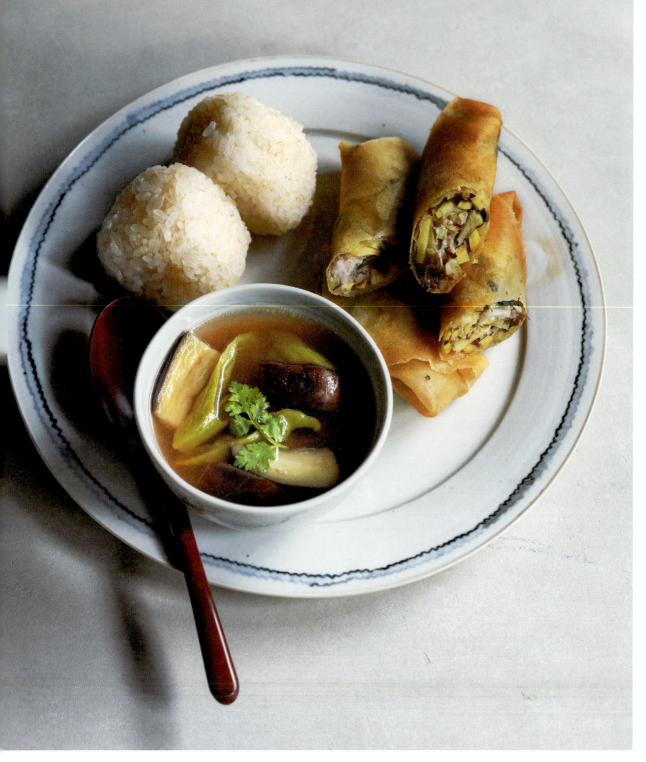

④ 肌・美容に関する不調
しみ／そばかす／くすみ／むくみ

さばとさつまいものスパイス春巻き

「血」を巡らせるさばで瘀血(おけつ)を改善、年齢肌対策を。さつまいもの甘みで食べやすい。

材料（2人分／4本）
さば（三枚おろし・3〜4cm角に切る）… 2切れ（200g）
さつまいも（3〜4cm長さのせん切り）… ½本（100g）
A｜クミンシード … 小さじ1
　｜塩 … ひとつまみ
　｜こしょう … 少々
春巻きの皮 … 4枚
小麦粉 … 小さじ1
揚げ油 … 適量

作り方
1. ボウルにさば、さつまいも、Aを入れ、よく混ぜる。
2. 春巻きの皮を角を手前にして置き、1をのせ、手前、左右、向こうの順に巻き、倍量の水で溶いた小麦粉でとめる。中温（170℃）に熱した揚げ油でカラリと4〜5分揚げる。

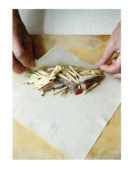

【ポイント】
春巻きの皮の手前側に混ぜた具材をのせ、手前、左右、向こうの順に巻き、巻き終わりを水溶き小麦粉でとめる。

なすと甘長唐辛子のエスニックスープ

「血」と「水」の巡りをよくするなすで、瘀血＆むくみ対策。ナンプラーが味の決めて。

材料（2人分）
なす（長さを3等分に切り、縦4等分に切る）
　… 1本
甘長唐辛子（またはししとう・ヘタを除き、
　1cm幅の斜め切り）… 2本
だし汁 … 1½カップ

A｜酢 … 大さじ½
　｜ナンプラー … 小さじ1
　｜塩 … 少々
ごま油 … 大さじ1
パクチーの葉（あれば）… 適量

作り方
1. 鍋にごま油を熱し、なす、甘長唐辛子を中火で炒め、しんなりしたらだし汁を加えてふたをし、煮立ったら弱火で5〜6分煮る。
2. Aで味つけし、器に盛ってパクチーをのせる。
　＊胚芽米ごはんの塩むすびを添える

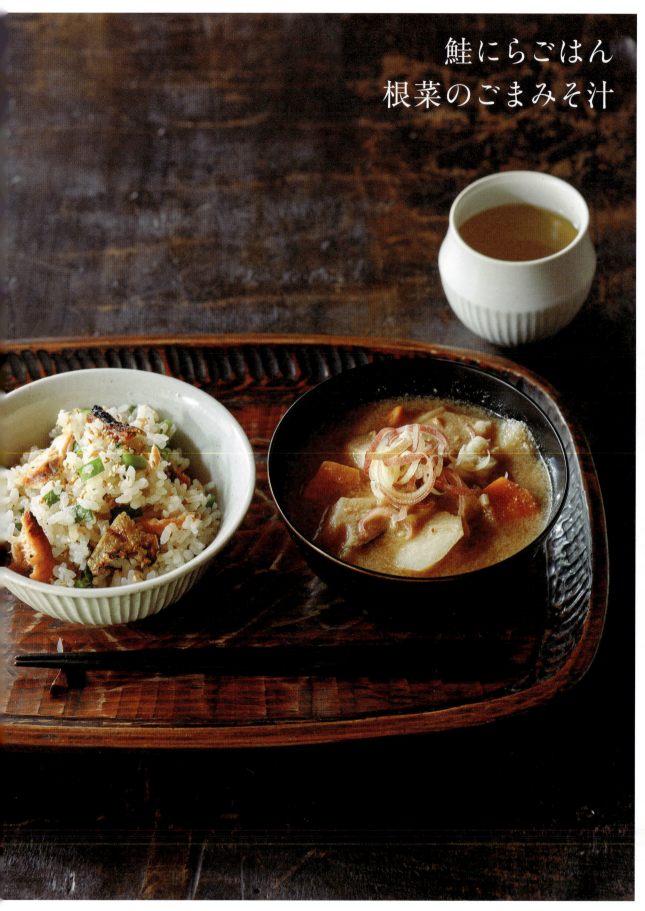

鮭にらごはん
根菜のごまみそ汁

④ 肌・美容に関する不調
しみ／そばかす／くすみ

鮭にらごはん

からだを温めて血行改善する鮭とにらは、美容の敵・冷えと瘀血に作用します。

材料（2人分）
生鮭の切り身 … 1枚（100g）
塩 … 小さじ¼
にら（1cm幅に切る）… 3株
温かい胚芽米ごはん … 茶碗2杯分
A｜白いりごま … 大さじ1
　｜塩 … ひとつまみ

作り方
1. 鮭は塩をふって5分おき、魚焼きグリルでこんがりするまで焼き、粗熱がとれたら骨を除いてほぐす（皮は細かく刻む）。
2. ボウルにごはん、にらを入れてさっくりと混ぜ、1分ほど蒸らし、1、Aを加えてさっくりと混ぜる。器に盛り、白いりごま（分量外）をふる。

根菜のごまみそ汁

肌を潤し、便通改善に役立つごまで、濃厚な味わい。里いもが老廃物を排出。

材料（2人分）
れんこん（小さめの乱切りにし、酢水に3〜4分さらす）… 小⅓節（40g）
里いも（皮をむき、小さめの乱切り）… 小2個（80g）
にんじん（小さめの乱切り）… 3cm
だし汁 … 1½カップ
A｜白練りごま、みそ … 各大さじ1
　｜しょうゆ … 小さじ1
みょうが（小口切り）… 1本

作り方
1. 鍋にだし汁、れんこん、里いも、にんじんを入れ、ふたをして火にかけ、煮立ったら弱火で10〜15分煮る。
2. 野菜がやわらかくなったら、混ぜたAを加えて弱火で1〜2分煮、器に盛ってみょうがをのせる。

あさりとあおさのピリ辛あえ麺
冬瓜と梅干しのスープ

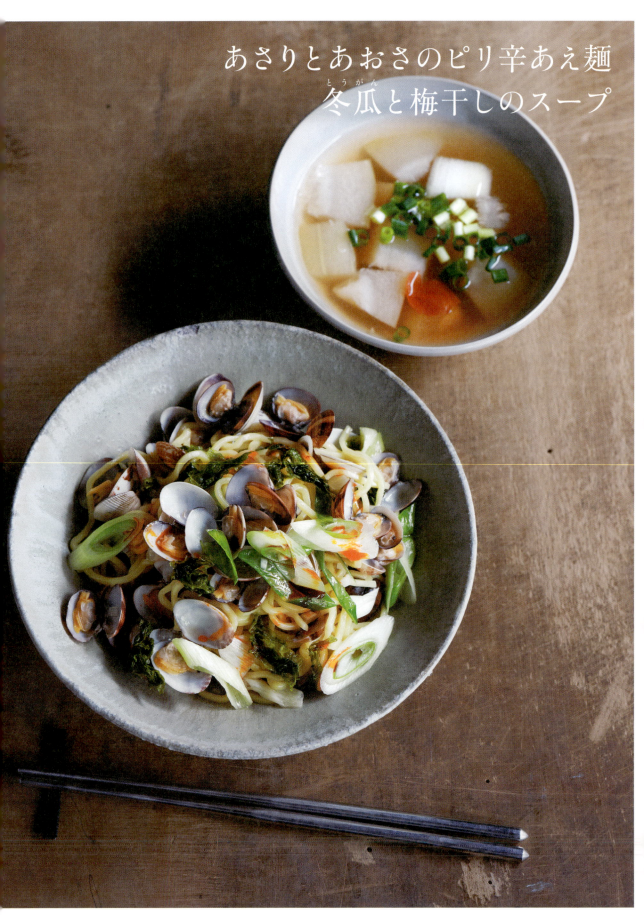

④ 肌・美容に関する不調
むくみ

あさりとあおさのピリ辛あえ麺

あさりもあおさも滞った水分を取り除き、むくみを改善。冷えるので唐辛子を加えて。

材料（2人分）
- あさり（砂出しする）…1パック（300g）＊1
- 長ねぎ（5mm幅の斜め切り）…10cm
- A｜にんにく（みじん切り）…1かけ
　　｜赤唐辛子（小口切り）…½本
- あおさ…ひとつかみ
- 酒…大さじ2
- B｜塩、しょうゆ…各少々
- 中華生麺（袋の表示時間通りゆで、冷水で洗い、水けをきる）…2玉
- ごま油…大さじ2
- ラー油…少々

＊1　砂出しのしかたは、p37参照

作り方
1. フライパンにごま油、Aを入れて中火にかけ、香りが出たらあさり、酒を加え、煮立ったらふたをしてあさりの口が開くまで蒸し煮にする。長ねぎを加えてさっと煮、Bで味つけして火を止める。
2. 中華麺、あおさを加えてさっとあえ、器に盛ってラー油をかける。

冬瓜と梅干しのスープ

余分な「水」を排出する働きにすぐれた冬瓜。からだを冷やすので、梅干しで温活を。

材料（2人分）
- 冬瓜（皮と種を除き、3cm角に切る）…150g
- 梅干し…1個
- だし汁…1½カップ
- A｜しょうゆ…小さじ½
　　｜塩…小さじ¼
- 万能ねぎ（小口切り）…1本

作り方
1. 鍋にだし汁、冬瓜、梅干しを入れ、ふたをして火にかけ、煮立ったら弱火で10分煮る。
2. 冬瓜がやわらかくなったら、梅干しをほぐして種を除き、Aで味つけする。器に盛り、万能ねぎを散らす。
   ＊むくみ予防効果が高い冬瓜の皮は、さっとゆでてせん切りにしてきんぴらに。種は1週間ほど天日干しにし、煮出してお茶にしても

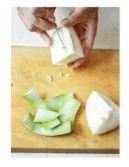

【ポイント】
冬瓜は半分に切って皮をむき、竹串で1粒ずつ種を取り除く。ワタもむくみ予防の効果が高いので、除かずにぜひ食べて。

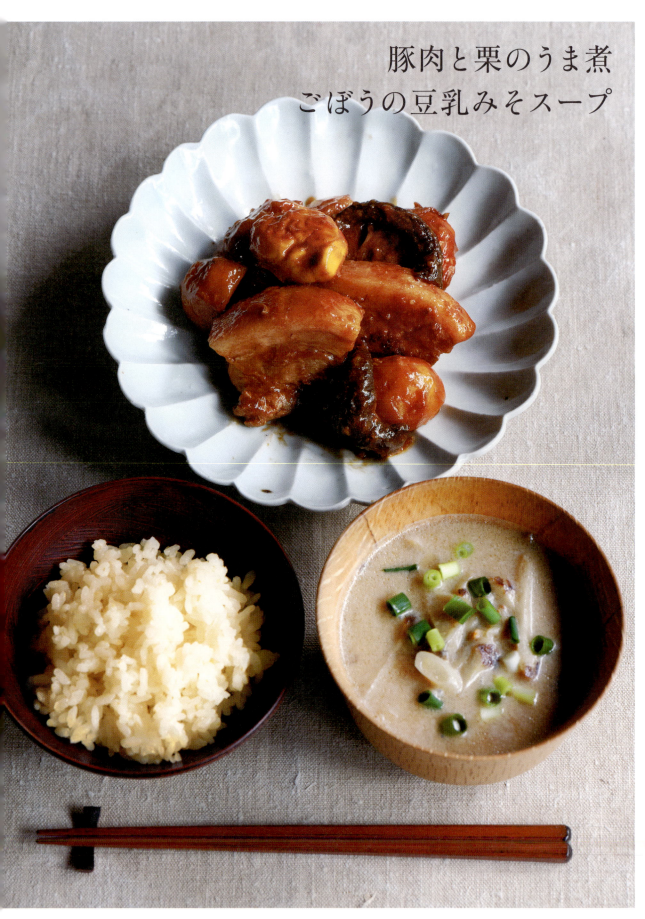

豚肉と栗のうま煮
ごぼうの豆乳みそスープ

④ 肌・美容に関する不調
乾燥・しわ／白髪／抜け毛／アンチエイジング

豚肉と栗のうま煮

豚肉と栗は、若さの要（かなめ）の「腎」を強化して老化防止。酒粕とみその発酵パワーも加えて。

材料（2人分）
豚バラかたまり肉（3cm幅に切り、混ぜたAをからめて1時間〜ひと晩おく）… 200g
A │ みそ … 大さじ1
  │ 酒粕 … 大さじ½
栗（熱湯に20分つけ、鬼皮と渋皮を一緒にむく）… 6個
しょうが（せん切り）… ½かけ
干ししいたけ（水で戻し、軸を除いて縦半分に切る）… 2枚
干ししいたけの戻し汁 … 1カップ
B │ しょうゆ、みりん … 各大さじ2
  │ 片栗粉 … 大さじ½
  │ 酢 … 小さじ1

作り方
1. 鍋に豚肉（Aはぬぐって残しておく）、栗、しょうが、干ししいたけと戻し汁を入れて火にかけ、煮立ったらアクをとり、ふたをして弱火で40分煮る（途中でアクが出たらとる）。
2. 残しておいたA、混ぜたBを加え、照りが出てとろみがつくまで、ふたをとって弱火で5分煮る。

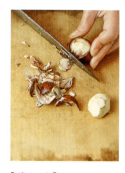

【ポイント】
栗は熱湯に20分つけて鬼皮をふやかし、底のほうから包丁でそぐようにして鬼皮と渋皮を一緒にむく。

ごぼうの豆乳みそスープ

「腎」を助けるごぼう＋からだを潤す豆乳。冷えないようにみそ、ねぎで調整を。

材料（2人分）
ごぼう（ささがきにし、水に1〜2分さらして水けをきる）… 20cm
長ねぎ（斜め薄切り）… ¼本
だし汁 … 1カップ
豆乳（成分無調整のもの）… ½カップ
みそ … 大さじ1½
炒め油 … 大さじ1
万能ねぎ（小口切り）… 1本

作り方
1. 鍋に油を熱し、ごぼう、長ねぎを中火で炒め、香りが出たらだし汁を加えてふたをし、煮立ったら弱火で5〜6分煮る。
2. 豆乳を加えてみそを溶き入れ、温まったら塩（分量外）で味を調える。器に盛り、万能ねぎを散らす。
   *胚芽米ごはんを添える

〈美容の不調にきく副菜〉

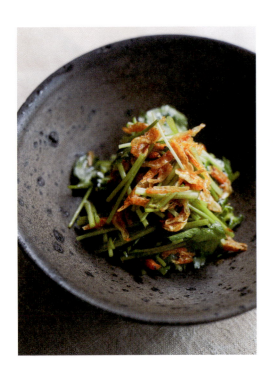

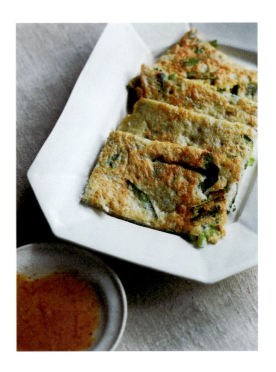

桜えびとみつばのあえもの

巡りをよくして瘀血（おけつ）に働くみつばを
サラダ感覚でたっぷりとどうぞ。

材料（2人分）
桜えび（乾燥）… 大さじ2
みつば（3cm幅に切る）… 1株（20g）
A ┃ ごま油 … 小さじ1
　┃ しょうゆ … 小さじ½
　┃ 塩 … 少々

作り方
1. ボウルにAを入れて混ぜ、みつばを加えてあえる。フライパンで香りが出るまでからいりした桜えびを熱いうちに加え、さっと混ぜる。

にらおやき

血行をよくするにらは、美容の味方。
粉は使わず、すりおろしじゃがいもで。

材料（2人分）
卵 … 1個
A ┃ にら（1cm幅に切る）… 4株
　┃ じゃがいも（すりおろす）… 小1個（60g）
　┃ 塩 … 小さじ⅓
炒め油 … 大さじ1
B ┃ しょうゆ、酢 … 各大さじ½
　┃ みりん（煮きったもの・p15参照）… 小さじ1
　┃ 一味唐辛子 … 少々

作り方
1. 卵はAを加えて溶き、油を熱したフライパンに広げて中火で焼き色がつくまで3分焼き、裏返して1分焼く。食べやすく切って器に盛り、混ぜたBをつけて食べる。

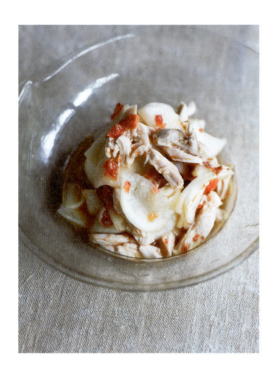

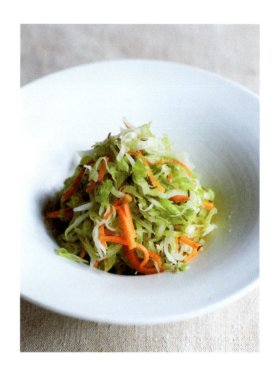

鶏むねとかぶの梅肉あえ

高たんぱく・低脂肪でからだを温める鶏むね肉、
からだを潤すかぶに、梅肉の赤が映えます。

材料（2人分）

| 鶏むね肉（塩麹をからめ、10分おく）… 小¼枚（50g）
| 塩麹 … 小さじ1（または塩少々）
| かぶ（縦半分に切って薄切りにし、塩をふってもみ、
| 5分おいて水けを絞る）… 1個（95g）
| 塩 … 小さじ¼
A | 梅干し（種を除き、たたく）… 1個
  | 鶏のゆで汁 … 大さじ1
  | みりん（煮きったもの・p15参照）… 小さじ1
  | しょうゆ … 小さじ½

作り方

1. 鍋に鶏肉、ひたひたの水を入れて煮立たせ、ふたをして弱火で5分ゆで、15分蒸らしてほぐす。混ぜたAでかぶとともにあえる。

即席ザワークラウト

キャベツは、「腎」を補う老化防止食材。
乳酸発酵させず、酢を加えて手軽に。

材料（作りやすい量／4〜5人分）

A | キャベツ（縦4等分に切り、横にせん切り）
  | … ½個（約500g）
  | にんじん（せん切り）… 3cm（20g）
  | しょうが（せん切り）… ½かけ（8g）
塩 … 小さじ2（野菜の総重量の2％）
B | 酢 … 大さじ1
  | ローリエ … 1枚
  | キャラウェイシード（あれば）… 小さじ1

作り方

1. ボウルにAを入れ、塩をふってもみ、30分おいて水けを絞る。Bを加えて混ぜ、1時間以上おいてから食べる。

＊日持ちは、保存容器に入れて冷蔵室で約3週間

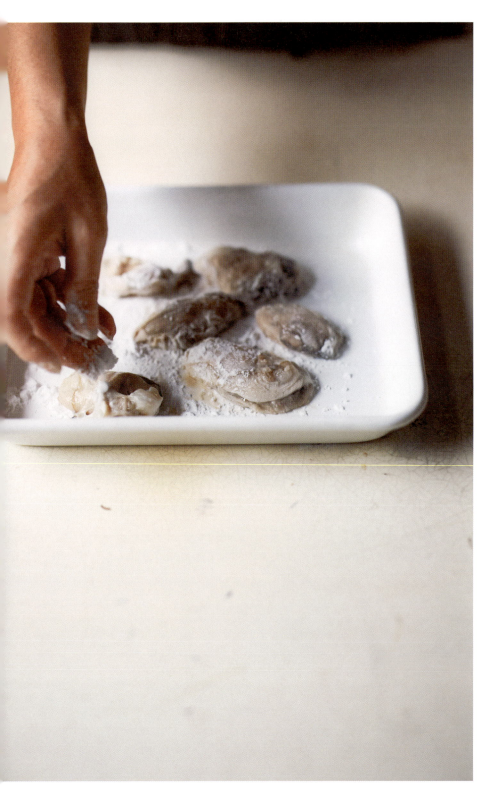

5 気持ちの不調

うつうつ／気持ちがふさぎやすい
イライラ／気持ちの高ぶり／寝つけない
不安感／不眠／精神不安定

　精神的な不調も、食べ物で改善していくことができます。クヨクヨと落ち込みやすい人や、うつうつしやすい人は、「気」の巡りが悪くなっていると考えます。スーッと気が晴れるような香りのいい食材で、滞った気を流してあげましょう。イライラしやすい、怒りっぽい、興奮しやすい、気持ちの浮き沈みが激しいという人は、気持ちを落ち着かせる鎮静作用のある食材の助けを借りてみてください。西洋栄養学でも神経の興奮を鎮めるとされる、カルシウムやマグネシウム豊富な食材が多くみられます。

〈おすすめの食材〉

うつうつ／気持ちがふさぎやすい

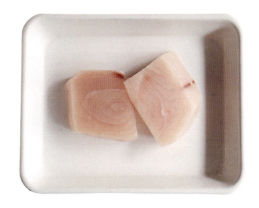
〈かじき〉

イライラ／気持ちの高ぶり／寝つけない

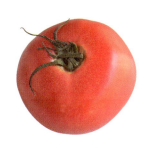
〈トマト〉

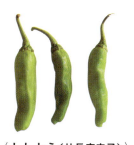
〈ししとう（甘長唐辛子）〉

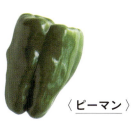
〈ピーマン〉

〈セロリ〉

穴子、くらげ、アロエ、**かぶ**、菊花、金針菜（きんしんさい）、クレソン、せり、**セロリ**、大根、**パクチー**、パセリ、**ピーマン**、**みょうが**、そば、みかん、ゆずなど

鮭、エシャロット、**玉ねぎ**、**パクチー**、バジル、**パプリカ**、みつば、かぼす、きんかん、シークワーサー、すだち、ネーブル、みかん、**ゆず**、**レモン**、酒、米麹、ジャスミン茶、ワイン、ウイキョウ（フェンネル）、八角など

不安感／不眠／精神不安定

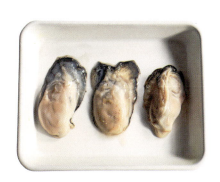
〈かき〉

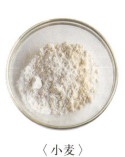
〈小麦〉

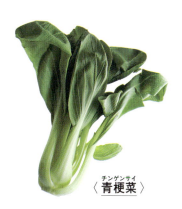
〈青梗菜〉（チンゲンサイ）

※太字はこのあとのページの料理で使用している食材、下線はよりおすすめの食材です

あさり、**いわし**、**しじみ**、ゆり根、玄米、アーモンド、龍眼（リュウガン）、烏龍茶、紅茶、コーヒー、ジャスミン茶、緑茶、ワインなど

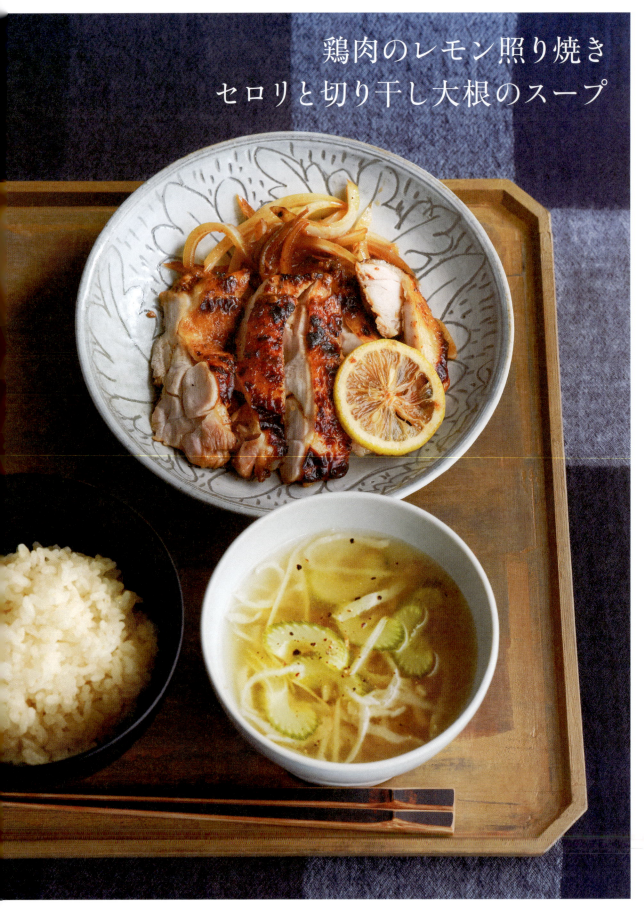

鶏肉のレモン照り焼き
セロリと切り干し大根のスープ

⑤ 気持ちの不調

うつうつ／イライラ／精神不安定

鶏肉のレモン照り焼き

鶏肉で元気をチャージし、レモンが「気」を巡らせ、うつうつ気分を晴らしてくれます。

材料（2人分）
鶏もも肉（**A**をからめ、20分～ひと晩おく）…1枚（250g）
A | しょうゆ、みりん … 各大さじ1
　　| みそ … 小さじ1
玉ねぎ（7～8mm幅のくし形切り）… ½個
にんにく（薄切り）… 1かけ
B | レモン（国産のもの）の輪切り … 3枚
　　| 酒 … 大さじ1
　　| レモン汁 … 小さじ1
炒め油 … 大さじ1

作り方
1. フライパンに油を熱し、鶏肉（**A**はぬぐって残しておく）を皮目から中火で焼き、こんがりしたら裏返し、まわりに玉ねぎ、にんにくを加えてさっと炒める。
2. 残しておいた**A**、**B**を加え、ふたをして弱火で5～6分蒸し焼きにし、ふたをとって火を強めて汁けをとばす。鶏肉を食べやすく切り、器に盛る。

セロリと切り干し大根のスープ

セロリの香りの成分には、精神安定作用が。切り干し大根と塩麹で、だし汁いらずです。

材料（2人分）
セロリ（斜め薄切り）… ½本
切り干し大根（食べやすく切る）… 10g
しょうが（せん切り）… ⅓かけ
水 … 1½カップ
塩麹 … 小さじ2（または塩ひとつまみ）
炒め油 … 大さじ½
こしょう … 少々

作り方
1. 鍋に油を熱し、セロリ、しょうがを中火で炒め、香りが出たら切り干し大根（戻さずに）、水を加えてふたをし、煮立ったら弱火で5～6分煮る。
2. 塩麹を加えてひと混ぜし、塩（分量外）で味を調え、器に盛ってこしょうをふる。
　　＊胚芽米ごはんを添える

鮭とパプリカの柑橘マリネ
しじみの豆乳チャウダー

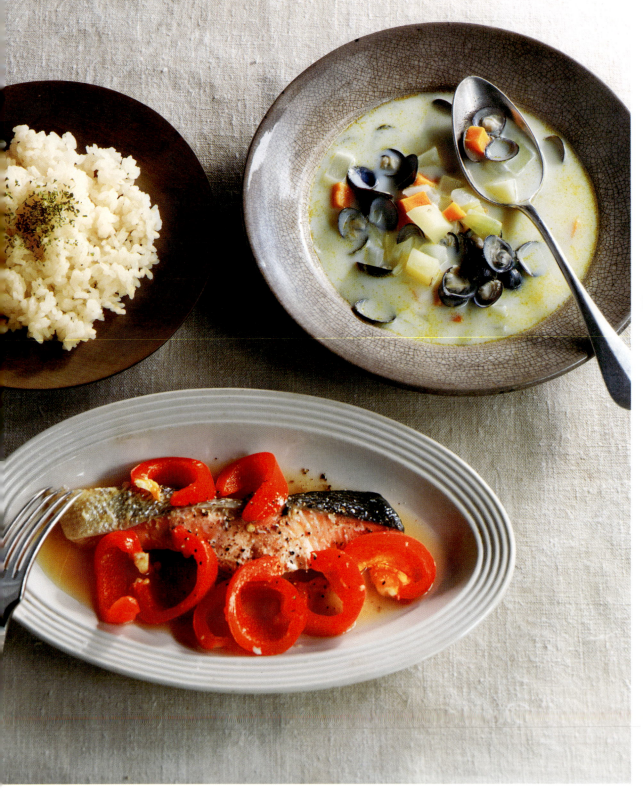

⑤ 気持ちの不調

うつうつ／イライラ／気持ちの高ぶり／精神不安定

鮭とパプリカの柑橘（かんきつ）マリネ

鮭、パプリカ、ゆずが「気」の巡りをよくし、気持ちを軽やかに。レモンやかぼすでも。

材料（2人分）
生鮭の切り身（塩をふって10分おき、水けをふく）… 2枚（200g）
塩 … 少々
パプリカ（赤・ヘタを除き、種ごと縦1cm幅に切る）… 1個
酒 … 大さじ1
A｜ゆずの絞り汁、酢 … 各大さじ1
　｜しょうゆ、みりん（煮きったもの・p15参照）、しょうが（すりおろす）… 各小さじ1
　｜塩 … 少々
こしょう … 少々

作り方
1. 耐熱皿に鮭、パプリカの順にのせ、酒を回しかけ、蒸気の上がった蒸し器に入れて強火で5〜6分蒸す。
2. 1に混ぜたAをかけて15分おき、器に盛ってこしょうをふる。

しじみの豆乳チャウダー

しじみは、不安感やイライラを改善する精神安定作用が。同じ薬効のあるあさりでも。

材料（2人分）
しじみ（砂出しする）… 1パック（150g）＊1
A｜じゃがいも（皮をむき、1cm角に切る）
　｜　… 小1個（60g）
　｜玉ねぎ（1cm角に切る）… ¼個
　｜にんじん（1cm角に切る）… 3cm
　｜にんにく（みじん切り）… ½かけ

水 … 1カップ
酒 … 大さじ1
豆乳（成分無調整のもの）… ½カップ
塩 … ひとつまみ
炒め油 … 大さじ1

＊1　しじみの砂出しのしかたは、塩水（水2カップ＋塩ひとつまみ）にしじみを入れ、冷暗所に3時間おく。夏場は冷蔵室へ

作り方
1. 鍋に水、酒、しじみを入れ、ふたをして火にかけ、しじみの口が開いたら火を止め、ざるをのせたボウルでしじみと汁に分ける。
2. 続けて油を入れて熱し、Aを弱めの中火で3〜4分炒め、1の汁を加えてふたをし、煮立ったら弱火で4〜5分煮る。豆乳を加えて温め、1のしじみを加え、塩で味つけする。
　＊ドライパセリをふった胚芽米ごはんを添える

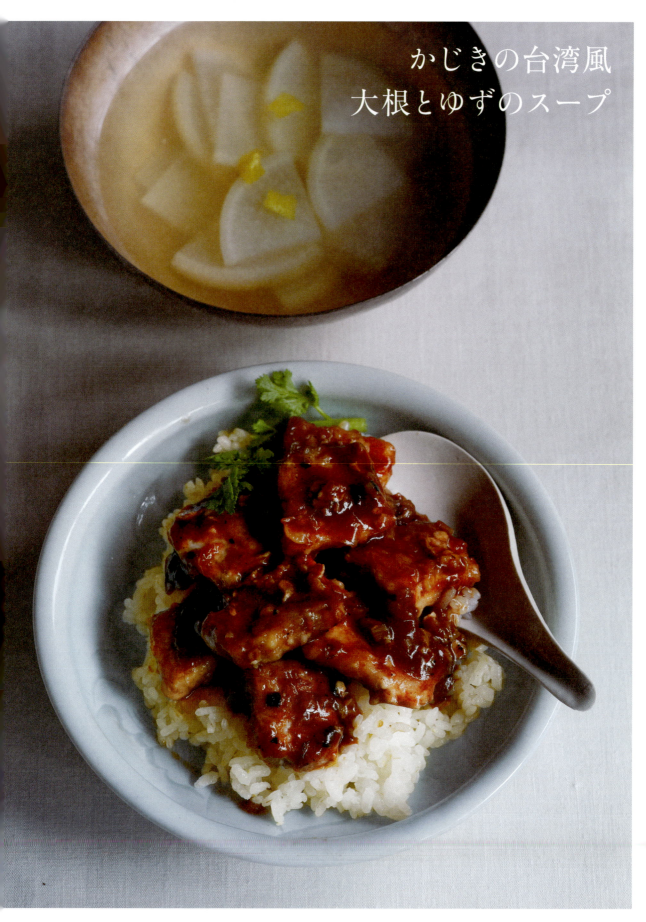

かじきの台湾風
大根とゆずのスープ

⑤ 気持ちの不調
うつうつ／イライラ／気持ちの高ぶり／精神不安定

かじきの台湾風

かじきは「気」を巡らせて自律神経を調整、リラックスや気持ちを晴々とさせる働きが。

材料（2人分）
かじきの切り身（3cm角に切り、塩をふって10分おき、
　水けをふいて片栗粉を薄くまぶす）… 2枚（220g）
塩 … 少々
片栗粉 … 適量
にんにく（みじん切り）… 1かけ
A｜しょうゆ、酒、みりん … 各大さじ2
　｜五香粉（ウーシャンフェン）… 小さじ2/3
ごま油 … 大さじ1
胚芽米ごはん … 茶碗2杯分
パクチーの葉（あれば）… 適量

作り方
1. フライパンにごま油を熱し、かじき、にんにくを中火でかじきに薄く焼き色がつくまで3分焼き、裏返して1分焼く。
2. Aを加えて火を強め、ふつふつしたらフライパンを回して全体にからめる。器に盛ったごはんにのせ、パクチーを添える。

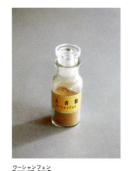

ウーシャンフェン
【五香粉】
八角、花椒（ホアジャオ）、シナモン、クローブなどを混ぜた中国のミックススパイス。ひとふりするだけで、台湾風の味に変身。

大根とゆずのスープ

大根が、高ぶった「気」を下ろして鎮め、ゆずの香りが穏やかな気持ちにしてくれます。

材料（2人分）
大根（3mm幅のいちょう切り）… 3cm（75g）
だし汁 … 1・1/2カップ
A｜ゆずの絞り汁 … 大さじ1
　｜塩 … ひとつまみ
ゆずの皮（刻む）… 適量

作り方
1. 鍋にだし汁、大根を入れ、ふたをして中火にかけ、煮立ったら弱火で5分煮る。
2. Aで味つけし、器に盛ってゆずの皮を散らす。

かきのソテー かぶおろし
豚ひきと青梗菜のみそスープ

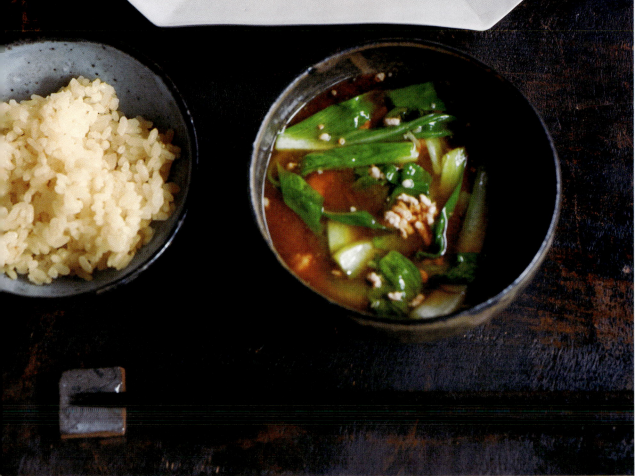

⑤ 気持ちの不調

気持ちの高ぶり／寝つけない／精神不安定

かきのソテー かぶおろし

神経を鎮め、精神安定作用があるかき。「気」を鎮静化するかぶと合わせ、相乗効果を。

材料（2人分）

かきのむき身（加熱用・塩をふってもみ、水洗いして水けをしっかりふき、
　片栗粉を薄くまぶす）… 6個（120g）
塩 … ひとつまみ
片栗粉 … 適量
にんにく（薄切り）… 1かけ
A｜かぶ（すりおろす）… 1個（95g）
　｜しょうゆ、酢 … 各大さじ1
炒め油 … 大さじ1
万能ねぎ（小口切り）… 1本

作り方

1. フライパンに油、にんにくを入れて中火にかけ、香りが出たらかきを加えてこんがりするまで2分焼き、裏返して1分焼く。
2. Aを加え、ふつふつしたらふたをして弱火で2分煮、器に盛って万能ねぎを散らす。

豚ひきと青梗菜（チンゲンサイ）のみそスープ

青梗菜が胸のモヤモヤや不安感をとり、精神を安定させ、豚肉が元気を補充します。

材料（2人分）

豚ひき肉 … 70g
青梗菜（チンゲンサイ）（葉と茎に分け、ともに縦半分に切る）… 1株
しょうが（みじん切り）… ⅓かけ
水 … 1½カップ
みそ … 大さじ1
ごま油 … 大さじ½

作り方

1. 鍋にごま油を熱し、ひき肉、しょうがを中火で炒め、肉の色が変わったら水を加えてふたをし、煮立ったら弱火で3分煮る。
2. 青梗菜の茎を加えて1分煮、みそを溶き入れ、青梗菜の葉を加えてしょうゆ（分量外）で味を調え、煮立つ直前に火を止める。
　*胚芽米ごはんを添える

〈気持ちの不調にきく副菜〉

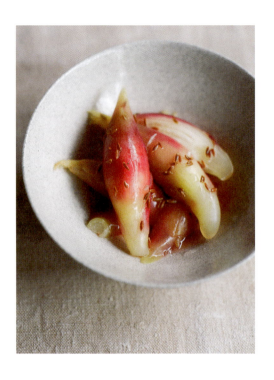

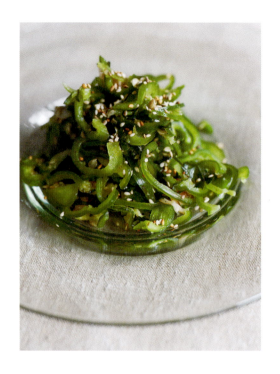

みょうがのスパイス甘酢

みょうがの香り成分には、神経の興奮を鎮め、ストレスを緩和する働きがあります。

材料（2人分）
みょうが（縦半分に切る）… 4本
クミンシード … 小さじ1
A｜酢 … 大さじ2
　｜みりん（煮きったもの・p15参照）… 大さじ1
　｜塩 … 小さじ¼

作り方
1. 熱湯にみょうがを入れ、再び煮立ってから30秒ゆで、湯をきる。クミンシードはフライパンで香りが出るまでからいりする。これらをAを混ぜたボウルに加えてあえ、15分おく。

ピーマンの香味サラダ

「気」の巡りをよくする、香りのよいサラダ。ピーマンは、生で種ごといただきます。

材料（2人分）
ピーマン（縦半分に切り、種ごと横にせん切り）… 2個
青じそ（せん切り）… 2枚
塩 … ひとつまみ
A｜梅酢（p94参照・または酢）、米油 … 各小さじ1
　｜しょうが（すりおろす）… ⅓かけ
　｜削り節 … ひとつまみ
白いりごま … 小さじ1

作り方
1. ピーマンと青じそは塩をまぶして5分おき、水けをしっかり絞る。ボウルにAとともに入れてあえ、器に盛っていりごまをふる。

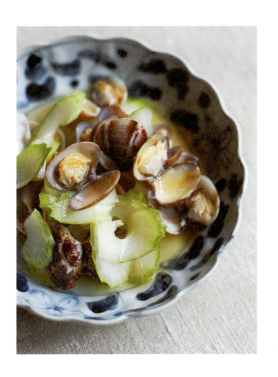

あさりとセロリのからしあえ

精神安定に働くあさりと、「気」を巡らせるセロリを、からしでピリッと引きしめます。

材料（2〜3人分）
あさり（砂出しする）… 小1パック（100g）＊1
セロリ（斜め薄切り）… 5cm
酒 … 大さじ2
A｜あさりの蒸し汁 … 大さじ1
　｜しょうゆ、酢 … 各小さじ1
　｜練りがらし … 小さじ½

＊1　砂出しのしかたは、p37参照

作り方
1. 鍋にあさり、酒を入れて火にかけ、煮立ったらふたをしてあさりの口が開くまで蒸し煮にし、火を止める。Aを混ぜたボウルにセロリとともに加え、さっとあえる。

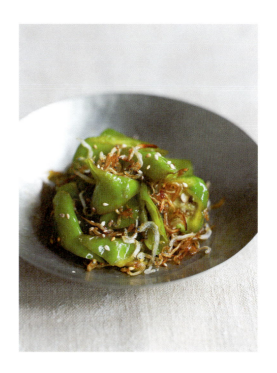

甘長唐辛子とじゃこの中華炒め

甘長唐辛子もピーマン同様「気」の巡りをよくし、じゃこの精神安定作用で心穏やかに。

材料（2人分）
甘長唐辛子（またはししとう・ヘタを除き、乱切り）… 4本
ちりめんじゃこ … 大さじ3
A｜しょうゆ、みりん … 各小さじ1
　｜ラー油 … 小さじ½
ごま油 … 大さじ1
白いりごま … 適量

作り方
1. フライパンにごま油を熱し、甘長唐辛子を中火で炒め、焼き色がついたらじゃこを加えて油が回るまで炒め、Aをからめる。器に盛り、いりごまをふる。

うちの発酵調味料

普段使っている身近な調味料も、実はほとんどが発酵食品です。料理の味わいも薬膳効果も、調味料で変わりますから、選び方も重要。自分で作れるものもたくさんあるので、微生物が生きている本物の発酵調味料をぜひ手作りしてみてください。

〈 みりん 〉

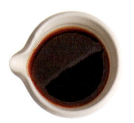

料理の甘みは、砂糖ではなくみりんでつけています。もち米と米麹、焼酎を原料に、じっくり熟成させている「本みりん」がおすすめ。中には本みりんと書かれていても、糖類が添加されている場合があるので確認を。

〈 しょうゆ 〉

大豆と小麦に麹菌を繁殖させ、食塩水を加えて発酵させて絞った液体。わが家では自家製のしょうゆを使っていますが、市販品の場合は、アミノ酸や糖類などの添加物を含まない、昔ながらの天然醸造のものを選びましょう。

〈 みそ 〉

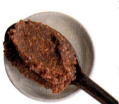

大豆を麹と塩だけで発酵させたみそ。アミノ酸などの添加物や、発酵を抑える酒精などを含まない、酵母が生きている天然醸造のみそを選びましょう。私は玄米麹と麦麹を合わせた、自家製の合わせみそをよく利用します。

純米酢

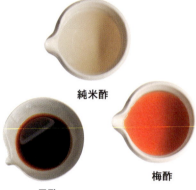

黒酢　**梅酢**

〈 ナンプラー 〉

カタクチイワシなどの魚を塩に漬け込んで発酵させたタイの魚醤。淡い色合いと、しっかりとした塩分や魚のうまみが特徴で、料理に独特の風味をプラスしてくれます。日本の魚醤には、いしるやしょっつるがあります。

〈 酢 〉

米だけを原料に醸造された純米酢の使用頻度が高いのですが、よりコクを出したい時は、玄米を長期熟成した黒酢を。自家製梅酢は、さっぱりとした酸味と塩けをつけたい時に重宝します。

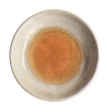

〈 コチュジャン 〉

唐辛子やもち米、米麹などを発酵させて作られる、韓国料理には欠かせない甘辛みそ。本場の作り方は時間も体力もかかるので、私はかための甘酒に塩と韓国唐辛子を加えて、熟成させて作っています。

〈 甘酒 〉

酒粕が原料の甘酒もありますが、料理で使うのは、主に麹菌で米を発酵させて作る麹甘酒。ノンアルコールで飲む点滴といわれるほど栄養価が高く、疲労回復や腸内環境改善、血行促進など、さまざまな働きが期待できます。米と米麹だけの無添加のものを。

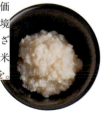

94

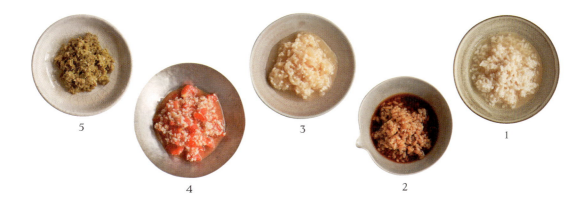

〈 5. 発酵ゆずこしょう 〉

材料（約1/4カップ分）
A ｜ 青ゆずの皮（すりおろす）
　　…10個分（70g）＊1
　｜ ゆずの絞り汁、米麹（生）＊2
　　…各大さじ1
B ｜ 青唐辛子（種とヘタを除いて）
　　…70g
　｜ 塩…28g ＊3

＊1 皮の下にあるワタは、苦みがあるので入れない
＊2 乾燥麹の場合は、小さじ2をぬるま湯小さじ1に30分つけて使う
＊3 塩は、青ゆずの皮と青唐辛子の総重量の20％に

作り方
1. ビニール手袋で手を保護しながらBをフードプロセッサーで撹拌し、Aを加えてさらに撹拌する（水分が足りなければ、ゆずの絞り汁を足す）。熱湯消毒した保存容器に入れ、表面をラップでおおって空気を遮断し、ふたをする。
　＊フードプロセッサーがない場合は、ゆずの皮と青唐辛子を包丁で細かく刻み、すり鉢ですってもいい
　＊2～3か月寝かせると、辛みがなじんでまろやかになる

◎野菜のあえものの味つけや、ドレッシングに加えても。ささみなどの淡白な肉や、刺身とも好相性

※日持ちは、塩麹、しょうゆ麹、玉ねぎ麹、トマト麹は冷蔵室で約1か月。発酵ゆずこしょうは冷蔵室で約1年。

〈 3. 玉ねぎ麹 〉

材料（約1カップ分）
新玉ねぎ
（または玉ねぎ・すりおろす）
　…150g
米麹（生）…50g ＊1
塩…15g

＊1 乾燥麹の場合は、35gをぬるま湯大さじ1に30分つけて使う

作り方
1. 米麹と塩を混ぜ、玉ねぎを加えてよく混ぜる。これ以降は「塩麹」と同じ（玉ねぎのおろしきれない部分は、みじん切りにして加える）。

◎固形スープの素のかわりに、炒めものやスープ、ピラフや炊き込みごはんに

〈 4. トマト麹 〉

材料（約1カップ分）
トマト（ざく切りにし、ミキサーにかける）
　…100g
米麹（生）…100g ＊1
塩…30g

＊1 乾燥麹の場合は、70gをぬるま湯大さじ2に30分つけて使う

作り方
1. 米麹と塩を混ぜ、トマトを加えてよく混ぜる。これ以降は「塩麹」と同じ。

◎ケチャップがわりにオムライス、チキンライスに、トマトソースとしてチリコンカンやシチューに加えても

〈 1. 塩麹 〉

材料（約1カップ分）
米麹（生）…100g ＊1
塩…30g
水…130ml

＊1 乾燥麹の場合は、70gをぬるま湯大さじ2に30分つけて使う

作り方
1. 米麹と塩を混ぜ、水を加えてよく混ぜる。熱湯消毒した保存容器に入れてふたをし（びんならふたを軽く閉める）、清潔なスプーンなどで1日1回混ぜ、常温で4～5日おく。麹がとろっとなれば完成。

◎スープや煮もののほか、肉や魚に下味でからめると、やわらかくなる効果も

〈 2. しょうゆ麹 〉

材料（約1カップ分）
米麹（生）…100g ＊1
しょうゆ…150ml

＊1 乾燥麹の場合は、70gをぬるま湯大さじ2に30分つけて使う

作り方
1. 熱湯消毒した保存容器に米麹としょうゆを入れ、よく混ぜる。これ以降は「塩麹」と同じ。

◎しょうゆがわりにスープや鍋ものに加えると、味に深みが出てまろやかに

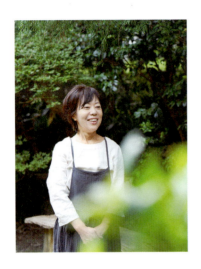

山田奈美（やまだ・なみ）

薬膳・発酵料理家。国際中医薬膳師。「食べごと研究所」主宰。東京薬膳研究所代表の武鈴子氏に師事し、東洋医学や薬膳理論、食養生について学ぶ。自宅兼アトリエの「古家1681」にて、「和食薬膳教室」「発酵教室」を開催。素材を生かしたからだにやさしい料理や、季節に沿った丁寧な暮らしぶりが幅広い世代に人気。著書に『はじめる、続ける。ぬか漬けの基本』（グラフィック社）、『かんたんでおいしい砂糖なしおやつ』（小学館）、『二十四節気を愉しむ 季節の保存食』（マイナビ出版）など。
Instagram:@nami_yamada.tabegoto

からだが整う一汁一菜

著　者	山田奈美
編集人	足立昭子
発行人	殿塚郁夫
発行所	株式会社主婦と生活社

〒104-8357　東京都中央区京橋3-5-7
Tel.03-3563-5321（編集部）
Tel.03-3563-5121（販売部）
Tel.03-3563-5125（生産部）
https://www.shufu.co.jp
ryourinohon@mb.shufu.co.jp

製版所	東京カラーフォト・プロセス株式会社
印刷所	TOPPANクロレ株式会社
製本所	株式会社若林製本工場

ISBN978-4-391-16345-2

落丁・乱丁の場合はお取り替えいたします。お買い求めの書店か、小社生産部までお申し出ください。
Ⓡ本書を無断で複写複製（電子化を含む）することは、著作権法上の例外を除き、禁じられています。本書をコピーされる場合は、事前に日本複製権センター（JRRC）の許諾を受けてください。
また、本書を代行業者等の第三者に依頼してスキャンやデジタル化をすることは、たとえ個人や家庭内の利用であっても一切認められておりません。
JRRC（https://jrrc.or.jp　Eメール：jrrc_info@jrrc.or.jp　Tel：03-6809-1281）

デザイン：漆原悠一、栗田茉奈（tento）
撮影：宮濱祐美子
スタイリング：駒井京子
調理アシスタント：岡村 恵

撮影協力：UTUWA

取材：中山み登り
校閲：滄流社
編集：足立昭子

©NAMI YAMADA 2024　Printed in Japan

お送りいただいた個人情報は、今後の編集企画の参考としてのみ使用し、他の目的には使用いたしません。詳しくは当社のプライバシーポリシー（https://www.shufu.co.jp/privacy/）をご覧ください。